优雅
YOUYA ZOUGUO
DI SAN CHUN
走过第三春
——听董老师讲女人更年期那些事儿

董艳丽 著

科学技术文献出版社
SCIENTIFIC AND TECHNICAL DOCUMENTATION PRESS
·北京·

图书在版编目（CIP）数据

优雅走过第三春：听董老师讲女人更年期那些事儿 / 董艳丽著. —北京：科学技术文献出版社，2016.1

ISBN 978-7-5189-0789-2

Ⅰ.①优… Ⅱ.①董… Ⅲ.①女性—更年期—保健 Ⅳ.①R711.75

中国版本图书馆 CIP 数据核字（2015）第 253816 号

优雅走过第三春——听董老师讲女人更年期那些事儿

策划编辑：孙江莉　责任编辑：孙江莉　杨　茜　责任校对：赵　瑗　责任出版：张志平

出　版　者	科学技术文献出版社
地　　　址	北京市复兴路15号　邮编 100038
编　务　部	（010）58882938，58882087（传真）
发　行　部	（010）58882868，58882874（传真）
邮　购　部	（010）58882873
官 方 网 址	www.stdp.com.cn
发　行　者	科学技术文献出版社发行　全国各地新华书店经销
印　刷　者	北京中创彩色印刷有限公司
版　　　次	2016年1月第1版　2016年1月第1次印刷
开　　　本	710×1000　1/16
字　　　数	256千
印　　　张	15.75
书　　　号	ISBN 978-7-5189-0789-2
定　　　价	35.00 元

序 言
我为什么要做更年期研究

在高考之前，我从未想过自己将来会成为一名医生。

那是1978年的春天，国家恢复高考的第二年，一向性格开朗的母亲突然像变了个人一样，少言寡语，经常叹气、发呆，甚至时常偷偷哭泣。我以为是我和妹妹做错了什么事让母亲伤心，于是，我们努力猜着母亲的心思做事，想让母亲高兴。可是这些努力并没有用，母亲不但没有高兴起来，而且开始晚上不睡觉，一个人在客厅里一坐就是大半夜。她变得不爱吃饭，脸上还时常挂着难受的表情。四月时，天气还是很冷的，母亲经常只穿一件单衣，却还是热得满头大汗，但一会儿又冷得急忙找衣服穿。

这些情形把我吓坏了，我急忙给在外地工作的父亲捎话，告诉他，母亲病了。可是，父亲因所参与的国家重点工程任务繁重不能回家，陪母亲看病的重担就落在了我的肩上。

我抽出休息的时间，陪着母亲跑遍了市里所有的医院，几乎看遍了所有的科室，不同的医生总共给出了几十种说法，却始终没有一个明确的结论。甚至有的医生说："没事的，女人都会这样，不用看，过几年就好了。"

这样的结果让我非常生气。连我都能看出来母亲不舒服，可医生们的结论是，这是正常的。我质问医生，可是几乎所有的医生都说："你不懂就不要乱说话，这本来就是正常的！"

医生的话让我如梦初醒——我的确不懂，连应该向医生请教什么都不知道，更不用说给予母亲合理的照顾了。要想照顾好家人，我必须成为"明白人"。于是，我放弃了心中的爱好，毫不犹豫地在高考志愿书上填写了"北京医科大学"。

学医之后我才知道，母亲出现这种情况是因为"更年期"，每个女性都要经历这个阶段。在当时，我们国家医学界将更年期综合征归于"正常情况"，无须治疗。这种情况不仅没地方治，也没办法治。

事实上，这种病不仅在30多年前治不了，即使到了医学水平如此发达的现在依然没有系统的治疗方法。大学毕业后，我回到老家，在市里一家大医院工作，虽然每天都与患者打交道，但接触的更年期综合征病例并不多，而使我再次关注它，并下定决心用后半生所有的时间与精力来研究它的，是魏阿姨。

魏阿姨是我的一个长辈，她的丈夫陈叔是我父亲的朋友。魏阿姨是一位温文尔雅，非常有气质的女性，平时打扮端庄大方。早些年，魏阿姨经常来我们家串门，可不知从什么时候开始，魏阿姨不来了。突然有一天，陈叔打电话到我的单位，着急地说："你魏阿姨疯了，搞得家里鸡犬不宁，没法活了！你快来看看吧，看看要不要送到精神病院去。"我一听就愣了，心中满是疑惑，好好一个人怎么会疯了呢？于是，我立即放下手边的事来到魏阿姨家。刚走到门口，我就听见屋里传来一个女人非常凄惨的号啕大哭的声音，进屋后却只发现陈叔和他们家孩子脸上带着无奈的表情，在屋里急得团团转，就是没有看见魏阿姨。顺着哭声我才发现，原来魏阿姨钻到了床底下，大家已经劝了很久，但无论怎么劝她都不肯从床底下爬出来。等到魏阿姨终于爬出来了，我着实被吓了一跳——昔日温文尔雅的魏阿姨，此时披头散发、灰头土脸，满脸黑一条、白一道，一副狼狈与无措的样子。

看到往日神采奕奕的魏阿姨变成了这个样子，我心里别提多难受了。可是该怎么办呢？刚刚工作了5年的我除了劝说，也没有其他办法。陈叔已经带着魏阿姨看了很多医院，全国最好的医院也去过了，却一点办法都没有。后来，魏阿姨真的被送进了精神病院，吃了一年多抗焦虑药和镇静药。出院的时候，魏阿姨确实变得安静了，但是眼神空洞，再也没有说过话。医学诊断就是老年痴呆！每次提到这事，陈叔都会痛心疾首地说，早知是这种结果，宁愿让她闹腾。我知道这是长期使用精神类药品的不良反应，但是不敢告诉陈叔。

这件事给我的刺激太大了，一方面看到别人的痛苦我心里难受，另一方面作为女人我也很害怕，不希望自己的更年期也这样度过。于是，我查阅了大量资料，结果发现发达国家对女性更年期问题相当重视，设立了各种更年期关怀组织，世界更年期医学会还规定每年的10月18日为"世界更年期关怀日"，并且有很多切实有效的更年期调理方法和标准的更年期处理流程。

为什么在国内更年期综合征却成了一个没人管的老大难问题了呢？主要因为它不是单纯的一种病症，而是综合征，症状几乎涉及全身所有的组织器官，同时还伴随复杂的心理问题。而医院分科非常精细，各科分工不同，而更年期症状涉及心内科、消化内科、神经内科、肾内科、肿瘤科、妇科、骨科、慢病科、中医科及心理咨询等各门类，没有一个科室能够独立解决更年期问题，也没有一家医院可以完整地解决更年期问题。事实上，按照国际标准流程，更年期综合征的解决需要更年期教育、体质评估、健康规划、心理辅导、人文关怀、过程跟踪和一对一指导等多个环节共同作用，其中，更年期教育是平安度过更年期的关键。这个问题在我国应该由健康教育所来完成，但是我国目前从事健康教育的人手有限，不仅没有精力来做好它，甚至连基本的普及都做不到。这也使得整个社会对更年期有了很深的误解和偏见，更年期甚至成了"精神病"的代名词。在这样的社会环境下，很多更年期女性带着对更年期的恐惧和似是而非的认识，迷茫地进入了更年期。因为怕被人笑话、怕被人说成精神病，很多女性如果不是难受得厉害，就宁愿隐忍不说，家人甚至无从了解其病情，更不用说帮助女性得到正确的更年期指导了。

在我看来，除了有关部门对更年期健康关注度不够、更年期知识普及不到位之外，我们家庭自身对更年期女性的关心也远远不够。女性一生中还有一个较为特殊的时期——孕期，这一时期，女性同样会出现各种各样的生理或心理状态变化，做许多事情都有所不便，但孕期只有10个月左右，而且往往是在全家人的细心呵护下度过的，想吃什么、做什么都会得到允许，有什么脾气也都能包容。但更年期不同于孕期，在更年期，女人发脾气只能招来家人的厌烦和疏远。而且，更年期是一个很漫长的过程，从症状出现到完全结束，通常要经过10~20年，有些身体素质不好的人可能还会更长，甚至有的女性会落下严重的后遗症，从此与疾病相伴终生。一个人在这么长的时间里饱受煎熬却无人宽慰，想想都觉得可怕。

很多更年期女性自己也倾向于选择忍耐，这其实是更可怕的，因为忍耐很可能会导致疾病和严重的更年期后遗症。国际研究发现，更年期是许多疾病的爆发期，比如糖尿病、骨质疏松、心脑血管疾病、老年痴呆症、妇科肿瘤、抑郁症、焦虑症、顽固性失眠、重症贫血等。更年期也是女性一生中气血流失最严重的时期，一旦生病就不是轻易能够调理好的，结果很可能因病致贫甚至倾家荡产。这些财产上的损失还在其次，更严重的是身体健康的破坏。如果女性在更年期缺乏认真的保健调养，即便没有落下严重的更年期疾病，但由于气血的流失，更年期女性在更年期后健康状况会迅速滑坡，人也会快速衰老。

为了切实解决更年期女性朋友所面临的问题，让大家走出困境，我和一群志同道合的朋友成立了"北京更年期健康管理中心"。这个管理中心的工作主要包括3个部分：

第一，对更年期女性的健康状况进行评估。

第二，根据个人的年龄、体质、身体状况等给出针对性的调理（或急救）方案，也就是更年期健康计划。

第三，进行生理及心理方面的远程在线指导。

这本书是我多年来临床经验的总结，对于更年期女性可能会遇到的问题进行了梳理，同时也给出了一些简单的调理方案。从36岁开始，我就在为自己能够平安度过更年期做着长期的准备，有计划地进行调理养生，如今我也走入了更年期，但是有效的调理养生让我除了月经的改变外，几乎没有出现更年期症状，因此我可以说既是这些方法的总结者，同时也是实践者。作为平安度过更年期的亲历者，我真心希望读到这本书的朋友能够像我一样，为了后半生和家人的幸福，认真地对待自己，认真地进行养生保健，度过一个健康、快乐、幸福的更年期。

目 录

第一篇　更年期是上天送给女人的礼物

处于更年期的女人，孩子大多已经独立不需要操心，工作上即使没退休，也没了过去那么强的压力，可以好好享受人生的乐趣了。除此之外，更年期还是继青春期、孕期之后女人的第三个春天，更年期过得好，过去体质不好、容易生病的人可以借机改变体质，从此远离病痛。所以我们说，更年期真可谓女人的黄金时代，是上天送给女人的礼物。

第二篇 更年期类型不同，调理方案也不同

　　每个人的体质不同，其更年期表现也就各不相同，有的人表现为失眠，有的人严重潮热出汗，有的人妇科病频发，也有的人没有明显症状。这跟女性的妊娠反应是类似的，有的人怀孕后妊娠反应强烈，情绪暴躁，而有的人则几乎没有什么异状。根据多年的研究，我们将女人更年期大体分为5种，即假性更年期、亚更年期、断崖式更年期、人工更年期、舒缓式更年期，每个人都可以根据自身特点选择合适的调理方案。

第三篇　制订更年期健康管理计划

　　我经常告诉女性朋友，提前为更年期做准备，进入更年期之后就会少受罪。那么，具体应该从什么时候开始做准备，又该如何做准备呢？在这里，我明确告诉大家，最好从35岁就开始做准备，具体方法其实也并不复杂，只不过是在健康生活的基础上给自己多一份关爱。在这一篇里，我会教女性朋友们制订健康管理计划，让大家学会从35岁开始为更年期的到来做准备。

第四篇　董老师小妙招，教你远离更年期综合征

俗话说，牙疼不是病，疼起来要人命。更年期综合征其实和牙疼相似：去医院找不到对应的门诊治疗，可烦起来真是要人命。我认为，更年期是一种综合征，它的表现多种多样，涉及女性身体的各个系统，比如神经、心血管、胃肠、生殖系统，甚至骨骼肌肉等，综合起来，就给女性造成了巨大的生理及心理负担。但是，哪怕只有其中一个症状，如失眠，也常常让人难以忍受。在这一篇里，我会教大家一些小方法，让大家能够在短时间内缓解相应症状，帮助大家减轻更年期综合征造成的负担。

第五篇　女人更年期更美丽——更年期抗衰养颜金方案

　　进入更年期之后，女人在聚会时经常会说："哎呀，你都没怎么变！"这当然是一种赞美，因为青春永驻、岁月无痕是每一个女人的向往。不过，我所倡导的美丽是一种浑然天成的美丽，依靠一些外在的手段让50多岁的成熟女性看起来像20岁的小姑娘，其实反而失去了自然的美。如果只能用一个词来形容更年期女人的美丽，我认为"优雅"是再合适不过的了。在这一篇里，我就会教大家如何在更年期使自己变得优雅起来。

第一篇

更年期是上天送给女人的礼物

　　处于更年期的女人，孩子大多已经独立不需要操心，工作上即使没退休，也没了过去那么强的压力，可以好好享受人生的乐趣了。除此之外，更年期还是继青春期、孕期之后女人的第三个春天，更年期过得好，过去体质不好、容易生病的人可以借机改变体质，从此远离病痛。所以我们说，更年期真可谓女人的黄金时代，是上天送给女人的礼物。

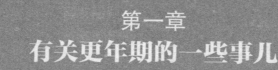

第一章
有关更年期的一些事儿

追本溯源，更年期因何而来

在生活中，很多人对更年期抱有偏见，甚至有人用它来骂人："你是不是更年期了？"我有一个朋友，40岁出头，在一家外企做主管，有一天见面，我俩聊了起来。

她非常气愤地向我发牢骚："简直气死我了。"

我说："怎么，什么事儿生这么大气？"

她说："我最近情绪不太好，我们老板居然问我是不是更年期了？！"

看着朋友生气的样子，我笑笑说："更年期没什么不好的啊，没准你还真是更年期了呢！"

听我这么一说，朋友差点跟我翻脸，经过我好一番解释才释怀。

其实，像我朋友这样对更年期存在误解的人有很多。大家显然把"更年期"看成了负面的概念，甚至是一个具有讽刺意味的词语，提到更年期，往往就与"歇斯底里""黄脸婆"等词联系起来。事实上，更年期和孕期一样，是女人必经的一个生命阶段。

从现代医学角度来解释，更年期是指女性的卵巢功能由逐渐衰退到完全消失的过渡时期，也就是女性由性成熟具有生育能力到衰老期失去生育能力的过渡阶段。更年期的开始时间、持续时间与卵巢的健康状况有着最直接的关系。

卵巢是女性的生殖腺，分泌的激素可以促进子宫内膜增生，使其出现周期性的变化而产生月经，同时维持女性的第二性征。卵巢与女性的一生紧密相关，女性从青春期、孕产期、更年期至衰老期都受到卵巢的影响。女性到了青春期，卵巢的功能开始发挥作用，女性的身体渐渐发育成熟，直至进入生殖旺盛期。正常情况下，女性在37岁左右其卵巢功能达到巅峰，此时的女性，无论在体能、姿态还是容颜方面都处在最好的阶段。37～49岁是卵巢功能的平稳期，女性身体、心理各个方面都比较平稳，疾病相对来说较少。49岁之后，卵巢这个腺体过了巅峰期，开始渐渐萎缩，功能也开始衰退，雌激素的分泌量开始下降，女性就此进入更年期。伴随着卵巢功能的变化，更年期的症状也逐渐显示出来。

因此，更年期是每个女性都要经历的一段生命历程，就像每个人都会长大，都会发育成熟，然后不可避免地走向衰老一样。这是一段正常的生理过渡期，有着自己的特征与规律，我们应该坦然地迎接它的到来，就像我们愉快地进入青春期一样。

❋ 董老师在线答疑录 ❋

网友问题： 董老师，你好，我今年46岁，停经已经3年了，但好像从来没有别人说的那些更年期症状，请问这正常吗？

董老师解答： 你好，更年期不等于更年期综合征，并不是每个处于更年期的女性都会出现热潮红、失眠、急躁等症状，没有症状说明你目前的身体状况良好。不过，也不要掉以轻心，更年期是一个漫长的时期，通常在10～20年，而且你的停经时间早于女性平均值，所以一定要保持良好的生活习惯。

如何判断你是否进入更年期

生活中，经常有人问我这样的问题："董大夫，您看我是不是到更年期了？"还有患者家属斩钉截铁地跟我说："医生，您不用查，她就是到更年期了！"然而，如果我反过来问他："为什么说你妻子到了更年期呢？"他又说不出个道理，顶多说："她最近闹脾气闹得很凶，不是更年期是什么？"

这样的事情遇到得越多，我就越意识到——中国人的更年期知识是多么匮乏，对更年期女性的关注是多么少。其实要判断一位女性是否进入更年期非常简单，因为更年期会给女性的生理带来很多变化，只要以此为依据，就可以准确地判断女性是不是到了更年期阶段。

女人进入更年期，最明显的特征有5点。

健康小贴士

研究发现，绝大多数40岁以下的女性在进入持续闭经前，都会有一段月经紊乱的时期。具体表现为月经稀少、月经间隔时间过长等症状，此外还伴有潮热、出汗、烦躁、激动和失眠等不适。当女性身上出现这些症状时，就应该警惕出现卵巢功能退化的问题。卵巢功能的退化将直接影响人体雌性激素的分泌以及性功能、肤质、肤色和体态，导致女性脸部发黄，体态臃肿，阴道发干，加快衰老的到来。

第一，是月经的变化。女性在进入围绝经期后，由于体内激素分泌减少，卵巢无法正常排卵，导致月经周期出现紊乱，有时周期会缩短为21～25天，有时周期可能会延长为2～3个月。同时，月经量也变得不太正常，有时非常少，有时又由于很长时间才来一次，月经量很大。

这些都是围绝经期的常见症状，如果这种症状不太明显，则不必过于担心。但如果出现月经周期严重紊乱或长时间出血等不正常情况，就意味着女性患子宫内膜癌的可能性大大增加，要及时到妇产科进行检查治疗。

第二，更年期女性在体态上也会产生较大变化。具体而言，更年期女性容易产生局部肥胖，多会出现小腹突出、大腿内侧脂肪堆积等情况。乳房开始变得松弛萎缩，乳头内陷。皮肤变得干燥粗糙、暗淡无光，脸上出现色斑和暗疮等。这就是以前人们爱把更年期女性称作"黄脸婆"的原因。许多女性对这一时期感到十分恐惧，因为衰老就像恶魔一样一下子扑向她们，带走了她们原本充满活力的外貌。

这种外貌上的改变其实是女性体内雌激素的变化造成的，雌激素是维持女性特征最重要的因素，到了更年期，雌激素的分泌急剧减少，身体在一时之间还难以适应这种变化，再加上情绪烦躁等因素影响，女性在外表上看起来不再那么面色红润、神采奕奕。但这种改变并不是绝对的，只要在饮食上多注意营养，多补充些植物雌激素，适当进行运动，放松心情，就可以在一定程度上延缓衰老。

第三，到了更年期，女性的记忆力也会减退，有时候走进一间屋子，却突然忘了自己进来干什么；总是要等到炉子上的开水壶发出刺耳的警告声，才想起自己还烧着水；有时候要找家里的存折，翻遍了所有的抽屉还是不知所踪……所有这些健忘的现象都让女性朋友们困惑不已：自己这是怎么了？其实，这是因为人到了更年期，大脑皮质逐渐萎缩，大脑表面的脑回缩小，脑沟扩大，脑胶质细胞也会有一定程度的萎缩。其他方面的生理变化主要是脑血管逐渐硬化，血液循环逐渐缓慢，脑的血流量和氧耗量逐渐降低，脑血流阻力也逐渐增加。上述种种变化使人的记忆力逐渐减弱。但是，此时人的神经活动退化得并不明显，虽然记忆力有所衰退，但分析与逻辑思维能力反而有增强的趋势。因为中年人随着年龄的增长，知识和经验日益丰富，因此对事物的认识、理解、判断和推理能力强于青年人。因此，更年期女性神经系统方面最明显的变化在于大脑皮质萎缩和记忆力的衰退。

第四，进入更年期，女性往往变得烦躁、易怒，即使原本性格温柔、开朗乐观的女性，此时也会变得唠叨、多疑、焦虑、悲观，这种消极情绪往往伴随着心悸和失眠等症状。很多更年期女性对于自己的情绪变化烦恼不已，她们有时候会控制不住自己的情绪，心里清楚不应该发这么大脾气，但就是无法让自己平静下来，发完火后又懊恼、自责不已。也有的女性在进入更年期后并不爱发脾气，但变得沉默寡言、悲观抑郁，觉得生活中的一切都索然无味，这种情况更值得引起注意，很可能是患上了更年期抑郁症。

由于生理上的一系列变化，再加上中年女性面临来自家庭和社会的种种压力，不良情绪就逐渐产生，这也是更年期综合征的常见表现。一般情况下，这些不良情绪会很快过去，但如果情况较严重，或者有更年期抑郁症的倾向，就要及时去医院就诊，必要时做一些有针对性的心理疏导。

第五，高血压和高血脂也是更年期女性常见的症状。很多女性会发现，自己的血压和血脂原来都挺平稳的，身体也没有其他的病症，却突然出现高血压症状，其实这很可能和更年期的到来有关系。

由于体内雌激素急剧减少，更年期女性体内胆固醇含量升高，血压也会出现不稳定的状况，再加上持续的精神紧张会导致心跳加速，外周小血管收缩，就引起了高血压和高血脂的症状。

如果读到这里你还是不能判断自己是否进入了更年期，本书后附有《女性更年期自测表》，不妨测试一下。

❊董老师在线答疑录❊

网友问题：董老师，请问是不是停经就说明更年期到了？

董老师解答：这是一种普遍的错误认识。其实，停经是更年期的一个主要特征，通常女性在45～55岁停经，这时已经处于更年期。更年期在停经之前就已经开始，女性朋友们不要等到停经才做更年期护理。另外，如果你在40岁以前就停经，说明你可能存在卵巢早衰的情况；而如果到了55岁以后才停经，也不一定是好事，有可能是子宫内膜癌、乳腺癌等妇科疾病。建议女性朋友们多关注自己的身体情况，定期体检，发现异常就要进一步就诊，及早查明病情。

更年期包括哪三个阶段

我在前面提到，停经，或者说"绝经"，并不能和更年期画等号，这一点从更年期的学名就可以看出来。其实，"更年期"只是一个通俗叫法，它在医学上有一个专有名称，那就是"围绝经期"。顾名思义，就是围绕女性生理转折点——绝经的一个阶段。

绝经意味着卵巢不再排卵和分泌雌激素，而更年期指的是绝经前后的这一段时期。因此，它又分为3个阶段，即绝经前期、绝经期和绝经后期。

绝经前期指卵巢功能开始衰退的阶段，虽然还有月经，但卵巢已经不规律排卵或不排卵了，我们常说的更年期综合征在绝经前期就会出现，包括情绪不稳、焦虑失眠、发热潮红、心悸盗汗、头晕头痛等，这些都是卵巢的变化所引起的。

绝经期指的是女性人生中最后一次月经，即停经。这个时间没有办法提前预知，只能回顾性地判定。从绝经前期到停经，通常是2～3年，快的只有一年左右，慢的可能达到10年以上。一般来讲，45岁以上的女性，只要超过1个月没来月经，就可以判定是停经。

关于停经年龄，由于受到遗传、营养、生活习惯、婚姻状况、疾病、心理素质等多种因素的影响，所以每个女性都不一样，通常45～55岁都属于正常停经年龄。研究表明，夫妻关系融洽、性生活和谐的妇女，其停经年龄较夫妻关系不和、纵欲或缺乏性生活的妇女更迟。而心理压力过重、操劳过度、长期抑郁或焦虑的妇女，则由于内分泌功能受精神状况影响而提早绝经，这在医学上被称为卵巢早衰。据国外资料统计，40岁以前绝经的妇女，死亡的危险性较40～44岁绝经的妇女高39%，较45～49岁绝经的妇女高60%，较50～54岁绝经的妇女高95%。

绝经后期指从停经以后到卵巢功能完全消失之前的一段时间。在早期阶段，虽然卵巢停止分泌雌激素，但卵巢间质仍能分泌少量雄激素，后者在外周转化为雌酮，是绝经女性体循环中的主要雌激素。60岁以后，妇女机体逐渐老化进入老年期，此时卵巢功能已完全衰竭，雌激素水平低落，不足以维持女性第二性征，生殖器官进一步萎缩老化，骨代谢失常引起骨质疏松，易发生骨折。

更年期的3个阶段，一般来说平均10～15年。很多女性朋友听说更年期要持续这么多年，往往会产生恐惧心理，这是完全没有必要的。因为更年期的持续时间并不是更年期综合征的持续时间。进入更年期，女性朋友需要面对很多身体上的不适症状，但这些症状并不会持续整个更年期。以热潮红和心悸症状来说，大多在两年后就逐渐消失了。所以，我们完全没必要对更年期的到来过度担心，尽管多数女性在更年期都会出现一些不适症状，但严重到需要吃药调理的只是很少的一部分人。只要我们从心理上坦然接受，再做一些日常调理，更年期就可以很顺利地度过。

-------------- ❋ 董老师在线答疑录 ❋ --------------

网友问题：董老师，您好！我今年42岁，月经紊乱将近两年，每15～18天行经一次，每次持续4～5天、量多、颜色黑红、有块，同时经常有头晕眼花、耳鸣、心悸、失眠、烦躁易怒、烘热出汗等症状，曾经服用谷维素、安定、更年安等药物，但效果不明显。您能给我一些调理建议吗？

董老师解答：这位女士，从你描述的情况来看，这些表现属于典型的更年期症状，但你的年龄还没到更年期，可能是肝肾阴虚所导致的更年期提前，在调养上建议你采用滋补肝肾、宁心安神的方法。可以适当服用一些鹿胎胶囊、葡萄籽、胶原蛋白等保健品，在饮食上注意饮水，增加鸡蛋、牛奶以及少量干果，运动要选择太极拳、慢走、游泳、骑车等舒缓的活动方式。另外还建议你每天早晚打坐，每次40分钟。如果症状仍然得不到缓解，建议你到我们中心来进行综合调理。

为什么更年期会提前到来

有一天，一位年轻的女士来到我的诊室，她长得很好看，身材苗条，看样子也就30来岁，不过气色很差，整个人透着那么一股疲态，看旁边有把椅子，没等我招呼就直接坐上去了。

"你哪里不舒服啊？"我问道。

"大夫，我停经了。"这位女士有气无力地说道。

她这么一说把我惊着了，问道："你才多大呀，就停经了？"

"33岁。"

经过询问我才知道，这位女士姓季，是做模特工作的，到我这里来之前闭经已经一年了，在这一年里总是感到疲劳、烦躁，而且晚上睡觉的时候经常盗汗。最近一段时间，她的头发掉得很厉害，现在看上去已经很稀疏了，再这样下去可能会丢掉工作。

季女士的症状应该是更年期才会出现的，可她才33岁怎么就进入更年期了呢？其实，这种情况叫假性更年期，也就是我经常跟大家说的卵巢早衰。为什么会出现假性更年期呢？原因很简单，这位女士为了保持自己的体形，长期节食，尤其是不吃主食，结果导致机体能量摄入不足，造成体内大量脂肪和蛋白质被消耗，使雌激素分泌减少，因而月经紊乱，直至闭经。后来，我让她做了激素六项检查，果然多项激素值出现异常。

在生活中，像季女士这样的情况并不罕见，而且这两年还有愈演愈烈的趋势。但还是有人感到很困惑，平时吃得很健康，为什么会发生卵巢早衰呢？首先，让我们来了解一下什么是卵巢早衰。

《黄帝内经》里说："七七，任脉虚，太冲脉衰少，天癸竭，地道不通，故形坏而无子也。"意思是，女人到了49岁（"七七"为四十九，即49岁，医学古籍中常有此类表述。同理，本书中"四七"指28岁，"五七"指35岁），任脉虚弱，太冲脉衰退，具有化生月经功能的肾气枯竭，月经停止，因此失去了生育的能力。女人这个时候，不仅皮肤会变得暗淡无光、皱纹丛生，随之还会出现潮热（即感觉突然之间体温急剧上升，热的感觉从胸部开始，像潮水一样迅速涌向颈部和面部。通常会持续一两分钟，过后又会觉得身体开始发冷，甚至会打冷战）、心悸、多汗及头晕目眩等状况。由《黄帝内经》的描述可知，传统医学已经研究得出，按照生命正常的规律，女性到了49岁左右才会停经。

与此同时，现代医学研究也表明：女人一生大约要排出400多个卵子，每月排一个。在绝经前，由于怀孕、哺乳、生病等原因造成停经时，卵子的排放也暂停了。当400多个卵子排放完了，卵巢也就丧失了排卵的功能，导致月经永久停止，这就是绝经。综合传统医学与现代医学的研究成果来看，女性从月经初潮到完全停经，大约持续35年，一般女性的正常停经年龄应在49岁以后。

按照这个标准，女性进入更年期（这里指绝经前期）最早是在45岁，所以如果在45岁以前，甚至40岁以前卵巢功能便衰退，分泌的雌激素逐渐减少，卵泡不能发育成熟并排卵，进而导致各种更年期症状，如月经紊乱、面色萎黄、皮肤粗糙、皱纹增多、失眠多梦、记忆力下降、腰酸背痛等，这就是卵巢早衰，即假性更年期。

为什么会出现这种状况呢？对于大多数现代女性来讲，生活看似多姿多彩，其实总结起来只有两个字：忙碌。这种忙碌不仅指工作，还包括娱乐。你也许会说，娱乐不就是放松吗？确实，恰当的娱乐对身体是一种有效的调节，但不恰当的娱乐就会产生消耗。比如，白领对着电脑工作了一天，晚上回去还要玩电脑游戏；本身就是运动员，经过一天的训练，晚上还要去跳舞等，这些都是消耗。

另外，快节奏的生活容易让人产生不良情绪，比如失望、消沉、沮丧、嫉妒、焦虑、忧愁、悲痛、烦躁、愤怒等，这些也是自我损耗。还有各种慢性病，如肾炎、肝炎、胃病、糖尿病、高血压等，既是身体损耗的结果，也是导致更多损耗的原因……损耗如此之多，怎么能不早衰，更年期不提前呢？

中国女性抗衰老研究中心研究发现：肾脏、卵巢在女性衰老变化的过程中起着决定性作用，两者紧密联系，缺一不可，仅靠单一补肾或保养卵巢都无法从根本上达到抗衰养颜的目的。专家们一致认为，只有补肾养巢同时进行，辅以健脾益气之道才是真正解决女性早衰，延迟更年期的唯一途径。

针对季女士的身体状况，我和中心的几位专家协商，给她制订了一个综合的调养计划，在药物方面我们选用了雌激素、孕激素、六味地黄丸、参苓白术散、归脾丸，然后配以鹿胎胶囊、蛋白粉、复合维生素、复合矿物质、维生素E等保健品，同时在饮食上逐渐增加蛋白质类食品比例，增加主食和脂肪类食品。在运动方面，根据她个人的喜好选择了慢跑和游泳，并且保证每天8个小时的睡眠，10点前必须睡觉。经过19个月的调整之后，季女士的月经基本上恢复了规律，只是量仍然很少，还需继续调养。

❋ 董老师在线答疑录 ❋

网友问题：董老师，我听朋友说平时喝点醋可以抗衰老，请问这是真的吗？

董老师解答：确实，女性朋友每天喝一杯醋，既可消脂又能抗衰老。不过，这里的醋并不是陈醋，而是果醋。果醋中所含的丰富有机酸可以促进人体内糖代谢，使肌肉中的疲劳物质乳酸和丙酮等分解，从而消除疲劳。女人每日三餐都可以搭配喝点果醋，除了抗衰老，还能延缓血管的硬化。需要注意的是，果醋食用过量会灼伤消化道，胃溃疡的患者喝醋更要谨慎，喜喝醋者最好将醋稀释，少量间隔饮用。

健康小贴士

多吃各种富含叶酸的食物，十分有利于女性卵巢的健康。瑞士的研究人员发现，多补充叶酸还可以有效地降低女性卵巢癌的发生率。调查数据显示，常吃富含叶酸的食物的女性发生卵巢癌的概率比很少吃含叶酸食物的女性减少74%。

叶酸是一种水溶性的B族维生素，通常在各种新鲜的蔬菜中较为常见，除此之外在柑橘类水果及全谷物食品中同样含有丰富的叶酸。

更年期综合征是怎么回事

有个远房亲戚，比我小五六岁，我们平时基本上没什么来往，有一次偶然遇到了，我看她气色有点不好，就问她怎么回事。

听我这么一问，她打开了话匣子，开始讲述她的近况。原来，她因为到了更年期，心里非常害怕。我问她："你哪里不舒服？"

她说："就是月经量少了，而且两三个月才来一次，其他倒没有问题。"

我说："这叫月经稀发，到你这个年纪是很正常的，不至于让你脸色这么差。"

她解释道："哎呀，姐，你就别提了。我现在晚上总是胡思乱想，怎么都睡不好觉。我以前见过那些到了更年期的女人，那难受劲儿，要死要活的。"

其实我在序言里讲过，我以前和这个亲戚一样，也对更年期充满了恐惧。而且，我相信生活中有相当一批即将到更年期的女性也是这样，身体还没什么状况，自己先被更年期这个问题吓倒了。更年期只是人生一个必经的阶段，大家真正恐惧的是更年期综合征。恐惧源于未知，我们先来弄清楚更年期综合征出现的原因。

我们前面讲过，更年期又叫"围绝经期"，所以更年期综合征也称"围绝经期综合征"，指妇女绝经前后出现性激素含量波动所致的以自主神经系统功能紊乱为主，伴有神经心理症状的一组综合征。我们知道，女性绝经是年龄增长后，卵巢功能逐渐丧失造成的，而卵巢是女性体内雌激素的主要来源，它的萎缩导致的另一个结果就是雌激素急剧下降。现代医学研究证明，雌激素受体除了存在于生殖器官（即外阴、阴道、子宫、输卵管）和第二性征器官（即乳房）之中以外，同时还存在于女性全身各个部位，比如皮肤、骨骼、心血管、肝、泌尿及神经系统等。女性在年轻时卵巢功能正常，雌激素能够满足这些器官的需要，而一旦过了45岁，雌激素水平降低，不能满足身体器官的需求，自然就会引发各种不适，最常见的比如潮热、心悸、失眠、记忆力减退、血压升高、骨质疏松等，所有这些症状综合起来就是我们所说的"更年期综合征"，它并不是一种病，而是一系列的综合征。

值得注意的是，虽然更年期是每个人都要经历的，但不一定每个更年期女性都会遇到更年期综合征，它是完全因人而异的，出现的方式、强度、持续时间也有非常大的个人差异。有的人能明显感觉到更年期综合征的症状，有的人甚至完全感觉不到。因为更年期综合征出现的原因不仅与个人的身体素质有关，还与人的性格、心理素质等有着密切的关系。因此，不能简单地认为女人到了更年期就一定会患上更年期综合征，对更年期充满恐惧心理。而且，即使出现了更年期综合征，我们也可以采取有效的方法使其缓解乃至消失。因此，女性朋友们要知道，更年期只是女人必经的一段生命历程，并不是患上了某种疾病，对于更年期要有正确的认识，从而采取科学的方式来帮助自己顺利度过这一段特殊时期。

---------------- ❋ **董老师在线答疑录** ❋ ----------------

网友问题：董老师，你好，我母亲今年53岁，已经失眠将近一年了，曾经吃过一段时间安定，但我发现后来用量越来越大，就赶紧叫她停了。请问她的失眠是不是更年期造成的，应该怎么调理？

　　董老师解答：首先，对你的孝心提出表扬。女性在这个年龄段发生失眠，多半与更年期有关，但是否还有其他方面的原因，需要经过临床确诊。建议每天抽时间按一按太阳穴、百会穴（见图1-1-1、图1-1-2），或者用保健木梳梳头，至少5分钟，这个方法可以安神助眠。另外，还有一个小方法：用一些小麦和大枣水共煎，去渣取汁，然后放入冰糖，顿服，每天晚上1次。如果症状没有缓解，或者特别严重，可以来我们中心进行临床调治。

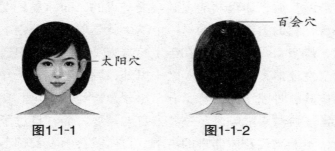

图1-1-1　　　　　　　　　　　图1-1-2

更年期，每个人感受都不一样

　　我今年54岁，曾经有不少患者问我："董大夫，按理说你也处在更年期呀，怎么一点儿都看不出来呢？"有一次，我还遇到一个和我同年同月同日生的患者，她的更年期潮热特别严重，经常难受得抓心挠肝，她听说了我的更年期状况就觉得不可思议，问我："咱俩一样的年纪，怎么你就没有这些更年期症状？"我告诉她，其实我从35岁开始就为更年期做准备了，她才恍然大悟。

　　其实，就像人们说的，一千个人眼中有一千个哈姆雷特，更年期也是这样。每个人的更年期状况都是不同的，有的人主要症状可能是失眠，有的人可能是血压高，还有的人可能是头痛、胸闷；每个人的症状严重程度也不同，有些人觉得生不如死，有些人觉得还可以忍受，也有的人就像我一样，除了停经以外基本上没有感受到其他异常，更年期就这样过去了。

　　我们在前面反复说过，更年期的状况如何，是由很多因素决定的，与这个人的体质、家族遗传、婚姻状况都有很大的关系。除此以外，还有下面的原因。

1. 内分泌因素

更年期是女性体内一左一右两个卵巢功能的退化衰竭所致，有些更年期女性的卵巢功能是逐渐衰退的，这些女性在绝经前一段时间还会有月经，但是卵巢已经不再排卵，直到最后彻底丧失雌激素的内分泌功能，进入绝经期。这些女性从育龄期到更年期的过程是非常柔和的，因此，更年期的症状就相对较轻，甚至在一些女性身上毫无迹象。而有些女性的卵巢功能的衰退是骤然发生的，这些女性的更年期症状就比较严重。

2. 精神因素

女性的性格会在很大程度上影响更年期症状的强弱，一般来说，性格沉稳的女性更年期症状相对较轻；性格内向敏感的女性，更年期症状趋于抑郁；性格外向的女性更年期症状更多表现为烦躁。

健康小贴士

现代心理学研究认为，如果一个人常常对人生、对事业、对人际沟通过分焦虑，不善于与人交往，对不幸之事内心体验深刻，却过分忍耐，导致精神长期处于压抑状态，乃至不敢正视矛盾，抑郁寡欢，免疫功能也就逐渐下降，导致各种代谢功能发生障碍，诱发各种癌变。在这种研究的基础上，有医学专家提出了癌症性格，也称C型性格（C是取癌症英文单词Cancer的第一个字母），其归纳了癌症患者共有的基本心理特征：不善于表达和宣泄焦虑、抑郁情绪，往往竭力压制本该发泄出来的愤怒情绪。这类人在行为上则表现出过分屈从、过分自我克制、回避矛盾、忍耐等特点。

3. 社会文化因素

社会文化因素也是影响女性更年期症状轻重的关键之一，拥有良好的文化教养、和谐的家庭及社会氛围、家人朋友的理解和关照等都会起到积极的作用。

4. 生活习惯

这一点是女性自己可以调控的，也是我最注重的。年轻时不好的生活习惯，比如吸烟、喝酒，乃至不良的性生活等，都是埋在身体里的炸弹，到了更年期以后会爆发出来，所以女性朋友一定要养成良好的生活习惯。

❋ 董老师在线答疑录 ❋

网友问题：董老师，您好，我太太今年53岁了，她近来经常在没有任何预兆的情况下，感觉自己的皮肤像着了火一样烫，脸也被烧得通红，这让她感到极度不安。到医院检查没有发现器质性病变，医生只说属于更年期潮热，建议吃一些保健品，补充雌激素，但具体吃什么、怎么补并没有解释。董老师能给我们一些建议吗？万分感谢！

董老师解答：这位先生，如果只是潮热的话，您太太的更年期状况还不算很严重，服用鹿胎胶囊应该就能有效缓解。与此同时，建议您太太每天坚持喝五方茶作为辅助，在饮食上以清淡为主，保证蛋白质含量，适当增加豆制品。

为什么更年期是给女人的礼物

到了更年期的女人，有一个共同的特点，那就是停经。在我们年轻的时候，每个月都要忍受那几天生理上的不便，不胜其扰，但现在这种麻烦消失了，大家又感到不舒服，觉得青春已经消逝，自己不再是个完整的女人，因而感到无比的悲观和沮丧，甚至出现更年期抑郁。事实上，女性大可不必如此看待更年期。

在我看来，月经在过去长久的岁月里，为女性的健康担当了守护神的角色，如今停经只代表它的任务圆满完成，并不代表女性魅力的终结。女人的美不仅仅体现在光滑的脸蛋和苗条的身材上，更多的是一种韵味。更何况随着社会的发展和人们健康意识的增强，通过保养，更年期的女性依然可以拥有细致的肌肤、苗条的身材。所以，更年期不仅不可怕，而且还是老天爷送给女人的一份珍贵的礼物。

从家庭方面来讲，到了更年期的女性，往往儿女已经长大，不再需要她们操心，生活上大多也已经过了艰难的奋斗起家的阶段，不管是作为妻子还是作为母亲，肩上的担子都已经减轻了许多。因此，这时正是女人善待自己的时候，她们终于有了充足的时间去参加自己喜欢的活动，发展自己的兴趣爱好。女性朋友们应该把更年期当成人生一个崭新阶段的开始，用从容的态度对待更年期，去享受生活的美好。

台湾著名的女医师庄淑旂博士曾提出著名的"女人的三春"理论，她说："女人的一生有3个健康关键期，一是月经生理期，二是怀孕生产期，三是停经更年期。只要掌握这3个重要的生理变动期，通过合理的饮食进行调养并保证作息规律，就可以获得永久的健康和美丽。"庄博士把更年期看作女性的"第三个回春的关键"。因此，更年期对女人来说不仅不是磨难，反而是一个审查自己身体的好时机，只要悉心调养，使体内的新陈代谢在一个新的基础上达到平衡，以后的身体状况完全可以比以前更好，甚至以前身体上的一些疾病也可以借此机会调养好。

当然，这里有一个前提，那就是要"悉心调养"。更年期调养非常关键，只有调养得当，更年期才会成为一份"礼物"，如果调养失当，更年期也会成为加速衰老的导火索。中医认为，更年期是女性一生中气血流失最严重的时期，70%的气血都在更年期内流失了，如果这个阶段不能正确、快速地补益调养，那么更年期症状就会非常严重，人的衰老速度也会很快。我们在生活中经常可以看到这样的例子：一个人我们3个月没见，就会发现她像得了一场大病一样，突然变得憔悴、衰老，她的变化很可能就是受到更年期的影响。另外，女性在更年期时慢性病爆发率是最高的，尤其是子宫内膜癌、卵巢癌、宫颈癌等妇科癌症，往往一生的积蓄因此就送给了医院。

当然，在现实生活中，我们也可以看到很多女性经过合理的更年期调养，又进入人生的另一段美好时光，她们没有人老珠黄、老态龙钟，而是神采奕奕，雍容而又优雅，内心充实，散发出独特的魅力，她们往往比较长寿，而且比实际年龄看起来年轻许多。因此，为了老年的健康，为了全家的幸福，女性一定要做好更年期调养。

❋ 董老师在线答疑录 ❋

网友问题：董老师，您在节目中提到过乌骨鸡汤对更年期补益很有帮助，能把具体的做法教给我吗？

董老师解答：完全没问题，它的制作方法是：

【材料】乌骨鸡1只，黑芝麻80克，枸杞30克，大枣10克，生姜、食盐各适量。

【做法】黑芝麻放入锅中炒香；乌骨鸡去毛、去内脏并洗净，枸杞洗净，生姜去皮洗净切片，大枣洗净去核。在砂锅内放水烧滚，将全部材料放入，用中火煲2小时左右，加入食盐调味即可。

乌骨鸡汤可以滋养肝肾，润滑肠胃，补益气血，乌须黑发。不过，需要注意的是，乌骨鸡不宜与野鸡、甲鱼、鲤鱼、兔肉、虾、葱、大蒜一起食用；乌骨鸡与芝麻、菊花三者同食容易中毒；乌骨鸡与芥末同食会上火；乌骨鸡与李子、兔肉同食会导致腹泻。

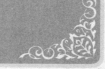

第二章
不要陷入更年期误区

误区一：更年期忍忍就过去了

我接诊的很多患者都是其他患者介绍过来的，一个患者的症状得到缓解之后，就会把同样遭受着更年期折磨的亲戚朋友都介绍过来。

张大姐就是由自己的邻居介绍过来的。她的邻居跟我说，起初张大姐并不愿意来，经过很长时间的劝说才决定尝试一次。

我问张大姐哪里不舒服，结果她的回答让我大吃一惊——更年期的大部分症状她都有，比如潮热、潮红、心悸、失眠、头晕、盗汗等，而且还有高血压。

我问她："有没有下体瘙痒，或者尿失禁？"

她犹豫了一下，才点点头说："都有。"

我又问她："你的这些症状持续多久了，以前有没有看过医生？"

她说："差不多有两三年吧，没看过医生。"

我为张大姐感到十分痛心，说道："你这两三年可是怎么熬的呀，不难受吗？"

她回答说："忍着呗，忍忍就过去了。"

其实，像张大姐这样的更年期女性比比皆是。经过分析，我发现，大家之所以选择隐忍，一方面是对更年期的症状难以启齿，因为更年期在我们国家早已成了贬义词；另一方面，大家都觉得，更年期是每个女性都要经历的生理过程，出现种种不适症状是正常的，忍过去就好了。

这种想法是错误的。更年期选择忍耐的结果是什么？不是把更年期给忍走，而是把疾病忍来了。我经常对别人说，更年期不是病，经过调理之后，外可以缓解症状，内可以增强体质，但如果选择忍耐的话，反而把没病忍成了病。后来，我们经过一系列的检查、诊断，发现张大姐患有子宫内膜癌，而且已经到了晚期。

像张大姐这种情况，属于更年期综合征缺乏调养而导致生理方面的病症，另外还可能有心理方面的负面影响，比如更年期抑郁，忍的结果可能就是结束自己的生命。所以，千万不要把更年期当成一个小问题，选择一味地隐忍。

当然，有些人不想去看大夫是出于经济方面的考虑。但是，你想过没有，一旦忍成了慢性病，可能整个家庭一辈子的积蓄都要搭进去，甚至还会债台高筑。相比之下，调理的成本却是很低的，主要是从饮食和运动上加以控制，基本上是零成本。除此之外，即便症状比较严重，需要再适当服用一些保健品，总的来说也没有多少费用。

所以，在此呼吁更年期的姐妹们，千万不要再忍了！

❋ **董老师在线答疑录** ❋

网友问题：董老师，您好，我母亲今年52岁了，停经近一年，根据我们的观察以及她不经意的描述，她应该有腰背痛、阵发性潮热、出汗、偏头痛、头晕、心悸、胸闷、恶心、外阴瘙痒、入睡困难等更年期症状。我们几次要带她去医院，但她总是推三阻四的，说急了就大吵大闹，弄得我们现在都不敢惹她。请问我们该怎么办呢？

董老师解答：首先，你们一定要关怀、包容她，多陪她聊天。在聊天的时候加强心理疏导，其实一般更年期的人对自己的情况也都了解，只不过不愿意承认罢了。在饮食上，适当增加可以稳定情绪的食品，如香蕉、牛奶等，增加高蛋白、高维生素的食物，每天两杯豆浆。适当补充鹿胎胶囊、鱼肝油、钙片以及B族维生素，饮用五方茶（加红花）。另外，尽量引导她做一些慢走、游泳、骑车等有氧运动。如果你能说服她来我们中心，我们可以再进行一些适当的处方调理。

误区二：更年期补充雌激素就能搞定

近年来，更年期女性采用雌激素替代疗法逐渐流行起来，很多女性朋友在更年期阶段会考虑接受该疗法。事实上，早在1963年，美国医生罗伯特·威尔逊便开始使用雌激素治疗妇女更年期综合征，并且收到了良好的效果。

经过半个多世纪的研究与推广，雌激素替代疗法已经成了治疗更年期综合征最常见的方法之一，具体来说，它有以下四大功效。

第一，有助于缓和女性更年期月经周期的紊乱。

第二，缓解雌激素低落症状。由于绝经后雌激素含量偏低，女性会出现潮热、盗汗、泌尿生殖器官萎缩、骨质疏松等症状，而雌激素替代疗法能够令其缓解。

第三，有利于降低心血管病发生的概率。雌激素替代治疗可改善血浆中脂蛋白的成分，从而降低女性患上心血管病的概率。

第四，雌激素替代疗法还会起到保护血管内皮细胞、抑制动脉硬化以及调节血管活性物质、改善心肌血液供给功能等作用。

尽管雌激素替代治疗效果显著，但更年期女性不可擅自决定采用此种治疗方法，要遵循医生的建议，仔细考虑雌激素替代疗法的功效及不良反应之后，再做出决定。通常来讲，以下几类人不建议采用雌激素替代疗法。

第一，患有糖尿病、高血压、高血脂和高血糖等疾病的更年期女性。激素类物质对人体的神经系统和血管都会造成一定的影响，也就是说使用雌激素治疗更年期综合征可能会影响女性的血压、血糖稳定。

第二，患有肝脏类疾病，特别是肝肾功能不正常的患者。这是因为激素类药物进入女性体内后，都是通过肝脏进行新陈代谢，最后由肾脏排出体外。如果患者患有肝肾类疾病，或者是肝肾功能不正常，就会导致进入体内的雌激素无法正常排出。如果雌激素排出不及时，那些遗留在女性身体内的雌激素会对其健康带来不良影响。

第三，阴道出血患者。特别是对于那些原因不明的阴道出血，女性一定要及时检查，经证实，排除恶性出血后才可以考虑使用雌激素替代疗法。

第四，患有乳腺癌、子宫内膜癌等恶性妇科疾病的女性，禁止使用。

事实上，雌激素治疗也有一些不良反应，比如造成子宫异常性出血，增大患乳腺癌及子宫内膜癌风险等。有调查数据显示，在150位乳腺增生患者中，近九成有常年服用各类雌激素药物的习惯。在生活中，还有不少年轻女性为了皮肤好而服用雌激素，这就更加不健康了。因此，我建议大家最好不要直接服用含雌激素的药物，尽量采用天然的方法补充体内雌激素。

健康小贴士

月经增多可能不是生殖器官的问题，而是血液病的征兆。月经和其他人体出血现象一样，都受到自身凝血系统的调控。如果凝血系统出现异常，如先天缺乏某种凝血因子的血友病女性，常会因为血液不容易凝固而导致月经量增加、出血时间长。其他常见的血液病，如血小板减少、白血病、再生障碍性贫血等，都会造成凝血系统的调控异常而使月经量增多。

❋ 董老师在线答疑录 ❋

网友问题： 请问，更年期补充雌激素有哪些天然的方法？

董老师解答： 我提供一个最简单的小方法，那就是喝豆浆。每天早上喝一杯美味的原汁豆浆，就能补充雌激素。至今已发现的植物性雌激素约有400种，最为常见的是异黄酮，主要分布于豆科植物的种子当中，在大豆中含量特别丰富，故称"大豆异黄酮"。大豆异黄酮的结构与女性体内的雌激素相似，它在人体内可起到补充雌激素的作用，而当体内雌激素水平过高时（如有乳腺增生、子宫肌瘤等症状时），大豆异黄酮又会阻止雌激素过量作用于女性器官，从而使女性体内雌激素含量保持平衡，因此大豆异黄酮又被称为女性雌激素水平的调节器。当然，除了喝豆浆之外，平时正餐也可以适当多吃些豆制品，如炒千张、炖豆腐等。

误区三：更年期以后不需要性生活

在我接触的更年期女性中，有70%以上的人表示已经没有了性生活或者性生活的次数和质量大打折扣。然而，国外的报告数据显示，在欧洲70岁以上的妇女中，半数以上的人仍然对性生活保持着兴趣。

为什么会有这样大的差别？其中部分原因来自女性生理上的变化，但更多的还是人们认识上的误区。在我国传统文化中，性事本来就是一个禁忌话题，上了年纪的人更是羞于启齿，即使有性需求也不敢提，否则就会被认为是"老不羞"。

与此同时，一些女性到了中年就会出现明显的性欲减退和阴道分泌物减少的情况。绝经后的女性不仅觉得自己精力不如以前，每逢丈夫要与她亲热时，还会产生反感，因为阴道变僵、狭窄和干燥，性生活给她带来的只是痛苦。因此，大家就更加坚定地认为女人进入更年期之后就不需要性生活了。

事实上，这种观念是错误的，更年期女性其实比任何阶段的女性都更需要性生活。

首先，有相当一部分更年期女性的性欲不仅不会减弱，相反，因为孩子们长大，生活压力减少，生活条件改善，并且有大量的空闲时间，所以她们的性欲反而会有所提高。在这种情况下，如果抱持错误的观念，拒绝性生活，必然会对健康造成负面的影响。

其次，即使由于雌激素水平下降，导致阴道壁萎缩、弹性变差和分泌物减少，由此造成性交疼痛和性交障碍，也不能拒绝性生活。因为合理的性生活恰恰可以刺激体内雌激素分泌，从而有效地缓解以上这些症状。

除此之外，健康的性生活还是维系家庭和睦的纽带。更年期女性的丈夫出轨概率在女性一生各个阶段中是最大的。不止一位更年期女性曾经向我哭诉，说她丈夫在外面有人了，正准备离婚呢。面对这种情况，我总是会站在客观的角度来分析，男人出轨肯定是有问题，这暂且不论，那么作为受害一方的女人有没有问题呢？我认为也是有的，一方面女人到更年期不懂得调养，年老色衰，吸引不了男人的目光；另一方面，女人到更年期就不情愿甚至是直接拒绝性生活，男人在家里得不到满足，自然就去外面找了。

因此，女性朋友在进入更年期之后，不仅不要拒绝性生活，而且还要花心思好好地经营性生活。

健康小贴士

新西兰运动医学专家研究发现，女性每周游泳2小时，可使宫缩能力提高一成以上，有助于性生活。蛙泳与蝶泳被认为是最适合女性的运动。尤其是蛙泳，在两腿的一张一合中，锻炼了女性的腿部肌肉、盆底肌肉以及腹肌。而这几组肌肉是女性在性生活中用到的最重要的肌肉，尤其是耻骨尾骨肌，通过它的适当收缩和放松，女性的子宫收缩能力将大大提高，可以帮助女性获得更为完美的性生活。

⁂ **董老师在线答疑录** ⁂

网友问题：董老师，我和丈夫在性生活时，感到下体特别疼，后来害怕就没有性生活了，请问有什么解决办法吗？

董老师解答：可以在医师指导下，短期或间歇性地使用小剂量的雌激素药物。另外，还可以使用润滑剂。除此之外，在绝经前保持规律的性生活，在绝经后仍可保持良好的性适应，甚至60岁以后仍然如此。

误区四：更年期女性不需要避孕

我曾经遇到过一位张女士，已经47岁了，月经两个月没来，当时她没有在意，以为是更年期到了，可能要绝经了。几天之后，她感到胃里有些不舒服，总是想吐，于是到当地一家医院看病，没想到检查完之后医生告诉她是妊娠反应，她怀孕了！

张女士当时就跟那位主治医生急了，说："我都这么大年纪，到更年期了，怎么可能怀孕呢！"

张女士为什么这么大反应呢？原来，她有一儿一女，女儿已经结婚了，前两个月刚刚怀孕，本来满心欢喜地等着抱外孙，这下可好，母女俩一起生孩子，简直让人笑话！

张女士不相信当地的医院，经人介绍来到了我们中心。听她这么一说，我心里就有底了，以现在的医疗水平，即使是在地方医院确诊怀孕的差错率也几乎为零，她八成确实怀孕了。经过我们的检查，果然如此。

后来，张女士经过和家人协商，还是把这个孩子流掉了。在此之前，张女士的身体一直很好，但拿掉这个孩子之后，健康状况急转直下，在我们中心经过一系列的综合调理才有所改善。

在现实生活中，很多更年期女性和张女士一样，认为更年期就不会再有生育能力，所以在性生活时并不考虑避孕这个问题。其实，更年期是一个较长的过程而非一瞬间，女性要经过数年时间，才完全告别月经，中间还会有反复。这一特殊时期，女性的生育功能虽然减退，但偶尔也会正常排卵，并非绝对不会受孕，一旦放松警惕，仍有可能受孕。

可能有人会说，怀孕是好事，大家不要带有偏见。其实，这还真不是偏见的问题。高龄产妇生育是一件非常危险的事。不仅产妇自身的健康状况已经无法承受生产，而且由于男女双方年龄都比较大，导致受精卵不健康，易出现流产、胎死和畸形胎儿等问题。这也是张女士及其家人后来决定流掉孩子的主要原因。

事实上，更年期女性不仅有避孕的必要，而且学会正确的避孕方式也非常重要，因为许多适合年轻女性的避孕方式并非完全适合更年期女性。首先，安全期避孕就不适合。更年期女性由于卵巢功能衰退，原有的排卵规律被打破，排卵时间难以预测，甚至出现一个月不止一次排卵的情况。如果以前一直采用安全期避孕，就会发现原来的安全期不安全了，稍不注意就怀孕了。

一般来说，更年期避孕可选择男用避孕套，如果阴道干燥，可在避孕套上涂避孕药膏，既加强避孕效果又能润滑阴道。另外，也可使用各种外用杀精剂，如外用避孕药膜或避孕栓剂等。因为口服避孕药对身体的脂肪和糖代谢有一些影响，服用后发生冠心病、血栓症的概率增加，更年期妇女不建议服用。

-------------------------- ❀ **董老师在线答疑录** ❀ --------------------------

网友问题： 董老师，我今年46岁了，一直没有孩子，现在突然怀孕了，虽然在计划之外，但我还是想把孩子生下来，请问会有什么问题吗？

董老师解答： 高龄生产只是危险系数比年轻人要高，但并不代表不能生下健康的宝宝，有报道称澳大利亚一位68岁的老太太就曾生下一个身体健康的男婴。这种情况虽不多见，但足以说明高龄并非一定不能生。不过，我建议你最好找一家大医院，进行系统的检查，先对你的身体状况做一个评估，然后再做决定。

误区五：潮热多汗就是更年期综合征

曾经有一位郭女士，对我说她有更年期综合征，让我帮忙调理。

我问她："你是怎么断定自己有更年期综合征？"

她告诉我："我今年49岁了，而且潮热出汗，情绪还不稳定，这还不是更年期综合征？"

我又问："除了这些症状，你还有没有其他问题？"

她想了想，回答道："偶尔会有心悸的症状出现，我听别人说了，更年期综合征也会出现心悸的状况。"

后来，我为郭女士做了系统的检查，发现她的主症实际上是冠心病。

在生活中经常会出现这种情况，女性到了更年期，只要身体不舒服就会误以为是更年期综合征，而且很多更年期综合征患者还觉得忍一忍就过了，结果延误了疾病的最佳诊治时间。事实上，有些类似于更年期综合征的症状可能是身体其他器质性疾病的表现，必须仔细鉴别，以免延误治疗。

通常，被误认为是更年期综合征的疾病有以下几种。

1. 高血压病

有些女性在更年期血压会升高，但主要是收缩压升高，舒张压变化不大，一天中血压波动较大，睡眠后血压往往可降到正常范围，常伴有潮热、多汗等，眼底和心电图检查无变化。而高血压病的血压往往呈持续性升高，舒张压和收缩压都超过正常水平，且常伴有头晕、心悸等症状，心、脑、肾等器官有不同程度的损害。

2. 心病

在更年期，由于自主神经功能紊乱，使血管舒缩功能失调，会出现心前区疼痛，呈持续性钝痛，舌下含服硝酸甘油无效。而冠心病的心绞痛在胸骨下段或心前区，疼痛呈压榨性或窒息性，并向左臂放射，舌下含服硝酸甘油后可缓解，发病与情绪活动、体力活动有关。

3. 食管癌

更年期的妇女常感咽喉部有异物，咽之不下，吐之不出，但不影响吞咽，各项检查正常。食管癌的吞咽困难是渐进性的，患者同时伴有进行性消瘦。食管钡餐X射线检查、食管拉网检查可发现病理改变。

4. 宫颈癌和子宫肌瘤

女性更年期综合征多发生于绝经前期，此时月经会发生紊乱。这也正是宫颈癌和子宫肌瘤的多发年龄，因此，要定期做妇科检查，必要时做宫颈刮片活检和子宫内膜活检。月经异常者，应及时去医院就诊，明确诊断。

以上是常见的容易误诊的疾病，还有许多疾病如老年性神经官能症等，在此不一一赘述。特别应该指出的是，更年期综合征往往与上述疾病同时存在。开始是更年期综合征，之后又罹患了其他疾病，对这些情况要高度警惕，定期全面检查是非常必要的。

-------------------------- ✳ **董老师在线答疑录** ✳ --------------------------

网友问题： 董老师，您好，我今年42岁了，最近一段时间经常头痛、失眠，有时候还会有胸闷、心悸的情况发生，血压也不稳定，本地医生说我这是神经衰弱，请问是这样吗？

董老师解答： 神经衰弱通常不会出现心悸和血压不稳的情况，在我看来，不排除亚更年期的情况，建议你到我们健康中心进行系统的检查。如果条件不允许，也可以对自身情况进行更细致的描述，再做判断。

第二篇

更年期类型不同，调理方案也不同

　　每个人的体质不同，其更年期表现也就各不相同，有的人表现为失眠，有的人严重潮热出汗，有的人妇科病频发，也有的人没有明显症状。这跟女性的妊娠反应是类似的，有的人怀孕后妊娠反应强烈，情绪暴躁，而有的人则几乎没有什么异状。根据多年的研究，我们将女人更年期大体分为5种，即假性更年期、亚更年期、断崖式更年期、人工更年期、舒缓式更年期，每个人都可以根据自身特点选择合适的调理方案。

第一章
假性更年期调理方案

假性更年期逼近年轻女性

我曾经接诊过一位李女士，她一走进诊室，我立即察觉到她的面色明显暗沉，头发掉得很严重，估计是月事出了问题。一问之下，果然月经已经半年没有来了。

我问她："除了闭经之外，还有什么其他症状？"

她想了想，告诉我："容易出汗，身子感觉一阵阵的发热，不想吃东西，吃完后还会呕吐，情绪也不太好，很容易发脾气，我感觉自己可能得了抑郁症。"

她说的这些都是更年期的症状，于是我告诉她："这不是抑郁症，而是更年期综合征。"

她露出一副很不可思议的表情，盯着我道："大夫，你弄错了吧，我才29岁呀，怎么就更年期了呢？"

我说："没错，你这是典型的假性更年期。"

假性更年期，又称为隐性更年期，指女性没有到更年期的年龄，但由于卵巢早衰导致雌激素减少，从而出现的一系列类似更年期症状的现象。前些年这还是一种很罕见的病症，但近两年呈现出直线上升的趋势，而且患者所处年龄段越来越低，以前是30多岁到40岁，现在甚至20多岁都有了。甚至有报道称，一位重点中学的高中生也出现了卵巢早衰的现象。

假性更年期和更年期的症状大体一致，表现为失眠、潮热出汗、心烦、胸闷、心率加快，在体征上表现为皮肤干燥、乳房下垂、头发枯黄脱落等，有些人还伴有关节疼痛等。

造成假性更年期的原因有很多，比较常见的包括生活节奏加快引发的心理压力过大、体质衰弱、自身免疫性疾病、卵巢疾病、人工流产等。最近这些年，年轻女性因为减肥导致假性更年期的比例大增。

我前面说的这位才29岁的李女士，就是减肥不当造成了假性更年期。后来我经过仔细询问才了解，她是在9个月前开始减肥的，为了快速减肥，她在吃减肥药的同时还进行节食，就这样坚持了3个月。在这3个月里，她每天仅食用蔬菜、水果等少量食物，结果体重减了30斤，但身材变苗条的同时，月经也停止了。

为什么减肥会引发假性更年期呢？这是因为，激素的原料是胆固醇，雌激素是储存在脂肪中的，不当的减肥方式很容易导致体内脂肪储备不足，引发雌激素严重不足，从而出现闭经以及一系列更年期症状。

后来，我采用调理气血、化瘀散结、补益冲任的方式，调理各脏器功能，使雌激素、孕激素的分泌水平趋于均衡，李女士的症状才得到缓解。

❋ 董老师在线答疑录 ❋

网友问题： 董老师，请问假性更年期会影响怀孕吗？

董老师解答： 这是一定的。假性更年期的根源是卵巢早衰，卵巢早衰者虽然调控卵巢排卵功能的垂体和下丘脑还在不断地释放促卵泡成熟激素，催促卵巢排卵，可卵巢本身无能为力，因此患者是不能怀孕的。不过假性更年期是可逆的，治好之后还可以怀孕。

测一测，你假性更年期了吗

有一些年轻的朋友问我，如何判断自己是不是假性更年期，是不是没有闭经就不算假性更年期？对于这些问题，我往往先推荐她们根据《假性更年期自测表》给自己打打分。我把这份表格列在下面，读者朋友们如果有这方面的需要，也可以测试一下。

假性更年期自测表

症状	基本分	程度分			
		0分	1分	2分	3分
月经不调	4分	无	经常，量少或量多	经期缩短或延长	闭经
失眠	2分	无	偶尔	经常，服安眠药有效	影响工作、生活
容易激动	2分	无	偶尔	经常，能克制	经常，不能克制
感觉障碍	2分	无	与天气有关	平常有冷、热、痛、麻木感	冷、热丧失
皮肤改变	2分	无	失去光泽、皮肤干燥	色斑、皱纹	皮肤干瘪，黄褐斑
潮热出汗	4分	无	<3次/日	3~9次/日	≥10次/日
抑郁及疑心	1分	无	偶尔	经常，能控制	动摇生活信念
眩晕	1分	无	偶尔	经常，不影响生活	影响日常生活
疲乏	1分	无	偶尔	上四楼困难	日常活动受限
骨关节痛	1分	无	偶尔	经常，不影响功能	功能障碍
头痛	1分	无	偶尔	经常，能忍受	需要治疗
心悸	1分	无	偶尔	经常，不影响生活	需要治疗
皮肤蚁走感	1分	无	偶尔	经常，能忍受	需要治疗
泌尿系感染	2分	无	<3次/年	>3次/年	>1次/月
性生活状况	2分	无	性欲下降	性交痛	性欲丧失

　　这个自测表的计算方法为各症状的基本分与程度分的乘积之和。假如月经不调程度分为2分，失眠程度分为1分，心悸程度分为2分，那你的自测总分为：$4×2+2×1+1×2=12$分。总评分高于8分，是假性更年期前兆，如果不加以调理会导致假性更年期；高于19分，表明卵巢功能衰退严重，已经处于假性更年期了；31分以上，表示假性更年期症状非常严重，需要

进行系统治疗。

　　请大家对照这一表格，判断自己是否存在假性更年期状况，以达到早确诊、早治疗、早恢复的目的。

※ **董老师在线答疑录** ※------------------------------

　　网友问题：请问，有没有更科学的方法来诊断假性更年期呢？

　　董老师解答：有的，假性更年期在医学上被称为卵巢早衰。目前全世界公认的卵巢早衰的诊断标准为：（1）年龄＜40岁。（2）闭经时间≥6个月。（3）两次（间隔1个月以上）血FSH＞40IU/L（注：FSH即促卵泡激素）。因此，假性更年期的诊断并不难，更主要的是尽可能地明确引起卵巢早衰的病因，以指导临床治疗。

假性更年期女性的饮食宜忌

　　我跟大家讲过，假性更年期和假性近视一样，是可逆的。对于患者朋友来讲，在进行专业治疗的同时，还要在生活起居中加以配合，尤其是在饮食上。

　　在这里，我就给大家讲一讲假性更年期患者在饮食上适宜吃什么，不能吃什么。

　　1.要多吃的食物

　　（1）胡萝卜。英国的营养学家发现：每周平均吃5次胡萝卜的女性，患卵巢癌的可能性比普通女性降低50%。美国的专家也得出了类似的结论。

　　（2）银耳。银耳又称作白木耳、雪耳，被誉为"菌中之冠"，具有极高的营养价值，是滋补珍品。银耳中的多糖类是重要成分，还含有多种人体必需氨基酸、钙、铁、磷等多种矿物质及维生素，有抗血栓形成、保护心血管健康、防止动脉硬化、降血脂与降血糖等作用，对延缓卵巢功能的衰退也有一定作用。

　　（3）大豆。大豆不仅含有丰富的优质蛋白质，而且有大豆异黄酮、大豆磷脂、大豆皂苷、大豆低聚糖、大豆膳食纤维、维生素E及水解后的大豆肽等多种物质，它们都具有特殊的生理功能，能延缓衰老、改善肠胃功能、降血压和降血脂。其中，大豆异黄酮具有植物雌激素的作用，可预防因缺乏雌激素引起的有关病症，如更年期综合征、骨质疏松、血脂升高等；对于高雌激素水平者，大豆异黄酮则表现为抗雌激素活性，可预防乳腺癌、子宫内膜癌等。

除此之外，女性朋友还应经常食用的食物有：瘦肉、蘑菇、冬瓜、西瓜、绿豆、赤小豆等。另外，适当配用一些碱性食物，可以缓和代谢性酸性产物的刺激，对卵巢保健有积极作用。

2. 少吃或不能吃的食物

（1）煎蛋。女性吃油煎的鸡蛋会增加患卵巢疾病的概率。因为煎鸡蛋时，会导致很多的生物活性物质的形成，如胆固醇氧化物等。而这些物质都会产生细胞毒性，尤其会对女性的卵巢带来一定的危害。

（2）爆米花。爆米花常常受到年轻女性的偏爱，尤其是和丈夫或男友一起去看电影的时候，两人分享一份爆米花感觉很浪漫。其实，爆米花是伤阴的食物，假性更年期女性吃了会导致阴虚火旺，加重病情。

（3）辣椒。辣椒是著名的大辛大热的刺激性食品，极易伤阴动火。故《随息居饮食谱》中说："阴虚内热，尤宜禁食。"女子假性更年期，多属肝肾阴虚，内火偏旺，宜忌原则中强调忌辛辣刺激性食物，所以，辣椒尤当忌食。

除此之外，假性更年期女性忌多盐饮食，不吃或少吃咸菜、豆腐乳、咸肉、火腿、香肠、豆酱等；应限制刺激性食物，如咖啡、烟、酒、茶及可乐饮料等；禁吃各种辛辣的调味品，如葱、姜、蒜、胡椒等。

-------------------------------- ✳ **董老师在线答疑录** ✳ --------------------------------

网友问题：我听说吃叶酸可以治疗假性更年期，请问是这样的吗？

董老师解答：叶酸是水溶性维生素，常被称为"造血维生素"或维生素B$_9$、维生素M，对于人体健康的重要性远超过一般维生素，对抗卵巢衰老确有加分效果，但治疗假性更年期还谈不上。而且，我也不建议大家直接服用叶酸，平时可多吃一些像芦笋、牛奶、青花菜、胡萝卜等富含叶酸的食物。

鹿胎胶囊，对更年期展开"打假"行动

对女人来说，鹿胎称得上是大自然馈赠的滋养圣品。古代便有"皇帝猎鹿喝鹿血，皇后寻鹿吃鹿胎"之说。据唐代医学名著《外台秘要》记载，唐朝女皇武则天，为保容颜不老，经常食用以鲜活鹿胎配制成的玉容方，"此方如经年久服，朝暮不绝，年四五十岁妇人，如十五岁女子"。另外，《大清后宫解密》中也讲到，慈禧的绝经期竟然超过60岁，这也是常年服用鹿胎的效果。

《青海药材》记载，鹿胎"治妇女月经不调、血虚、血寒、久不生育"。

《本草纲目》记载，鹿胎是妇科良药，具有"补气养血、滋补肾阳、暖宫、温经散寒、行气止痛、活血调经、延经之作用"。

《本草新编》记载："鹿胎，健脾生精，兴阳补火。"

《四川中药志》记载，鹿胎"能补下元，调经种子。治血虚精亏及崩带"。意思是鹿胎可益肾滋阴、补虚生精，可治疗虚损劳疾、精血不足、妇女虚寒、崩漏带下等。

不仅中医学对鹿胎的巨大作用赞誉有加，而且现代药理学研究也发现，鹿胎含有各类特殊的生物活性物质，如鹿胎蛋白、各种生物活性酶、胚胎干细胞、天然复合的雌激素、18种氨基酸、多种维生素以及锌等微量元素。鹿胎不仅能够帮助女性补充这些营养素，还可以滋润、慢慢激活并恢复卵巢的正常功能。不管是丧失功能，还是功能减退，鹿胎都能将其调整到最佳状态，恢复其活力。临床研究发现，鹿胎对女性更年期综合征的缓解有极大的帮助。

在现代社会，已经没有古代皇后贵妃吃鲜活鹿胎的方便条件，但是现代生物制药科技，通过"冻""干""粉"三步工艺使鲜活鹿胎的生物活性物质得以完整保存，并大大提高活性成分的人体吸收率，达到吃活体鹿胎的效果。医学证实，高科技提取的鹿胎生物活性物质不仅能抵抗卵巢生理衰老，长期服用还能修复卵巢创伤，让受损卵巢迅速恢复"制养"功能，提高卵巢活力，形成成熟卵泡，充分释放雌激素，致使子宫内膜增厚、脱落，形成正常月经周期，达到调经养颜、抵抗卵巢生理衰老的功能。

在临床上，有通过服用鹿胎胶囊而治愈假性更年期的真实案例，于女士便是其中一位。

于女士今年35岁，近一年来在无明显诱因影响下月经周期延长，周期为60～70天，经期2天，月经中期无透明带，无乳胀。伴心烦、口干，潮热症状一天2～3次，食欲一般，入睡稍差，但睡着后比较安稳。情绪不稳定，比较烦躁，有摔东西的现象。记忆力减退，注意力不集中，理解力下降，工作中经常出错。脸上出现色斑，外阴瘙痒，夫妻生活障碍。激素检测：月经第三天测血激素：FSH40.55IU/L，LH8.26IU/L，PRL16.25ng/ml（30分钟后为12.2ng/ml），$E_2$31.75pg/ml，T0.65ng/ml，P36ng/ml。结论：卵巢早衰，假性更年期。

于女士来到我们中心后，我给她配置了一套以鹿胎胶囊为主，配合调养方式的综合性治疗方法，如在饮食方面增加豆制品、蛋白及高维生素食品，适当吃点巧克力，增加香蕉、苹果等安神水果，蔬菜可偏重山药等补肾蔬菜，运动选择桥牌、围棋、骑车、健步走。经过3个月的综合调理，于女士已经完全康复了。

不过，值得注意的是，鹿胎胶囊不单单是针对假性更年期才有效果，它其实对各种类型的更年期症状都有缓解及调治作用。

------------------ ❋ **董老师在线答疑录** ❋ ------------------

网友问题：鹿胎胶囊吃了会不会有依赖性，是否需要长期服用？

董老师解答：没有依赖性，不必长期服用。月经失调或自然停经3年内的假性更年期女性，服用鹿胎胶囊3～4个周期后，月经基本能恢复正常。卵巢重新充盈，功能再次被激活，可自行分泌雌激素达到平衡，这时便可以停用。当然，如果有条件的话，可以每年加服一个周期加以巩固，对于延缓衰老、保持美丽、推迟更年期是极有帮助的。

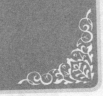

第二章
亚更年期调理方案

什么是亚更年期

我们已经知道了，假性更年期就是由于卵巢早衰，导致女性没有到更年期年龄却出现了类似更年期的一系列症状。那么，亚更年期又是怎么回事呢？

其实，亚更年期本质上和假性更年期类似，也是没有到更年期年龄却出现更年期症状，但与之不同的是，亚更年期指的是40岁以上的女性。我们前面讲过，女性到了45岁基本上就算是进入更年期了，40～45岁这个阶段，虽然还没有到更年期，但是已经接近了，有可能出现更年期症状，我们称之为"亚更年期阶段"。

我们知道，假性更年期是可逆的，经过一段时间的合理调节，更年期症状可以完全消失，女性可以恢复到健康的生理状态。然而，亚更年期与之不同，因为过几年就到更年期年龄了，也就是到了卵巢正常衰老的年龄，可逆的概率是很小的。所以，对于亚更年期的女性来讲，最重要的不是赶走更年期，而是运用合理的养生方法调整好身体迎接更年期。

我接待的病患中有一位赵女士，她是一名外企金领，两年前找到我时她已经43岁了。据她描述，3个多月前她开始出现一些更年期症状，比如无缘无故地担心、焦虑，晚上经常失眠。刚开始她不是特别在意，只觉得可能是工作压力造成的，于是自己采取了一些放松减压的方式。然而，在自我调节一段时间之后，发现不仅没有什么效果，而且最近一个月状况更加严重，比如总是莫名地抑郁、烦躁，为一点儿小事就怒火冲天等。除了这些情绪上的问题外，她还出现了一系列生理问题，如月经紊乱，经常无诱因出汗、心慌、气短，稍微劳累就觉得浑身疼痛，天冷时加重，甚至下楼梯或走远路关节疼痛。

我根据赵女士所描述的状况及其年龄判断，她应该属于亚更年期，也就是卵巢早衰导致更年期提前，于是我建议她先做一些相关的检查。经过激素六项测定，检查两次基础FSH＞20IU/L，最后断定为卵巢早衰隐匿期，提示一年后可能会闭经。于是，我对她采用激素疗法治疗3个月，同时配合服用鹿胎胶囊、葡萄籽、小麦胚芽油，以减缓卵巢衰老的速度。后来，不仅她现有的症状缓解了，到现在已经进入更年期后也没有出现大的问题，只有一些轻微的潮热症状，而且最关键的是，她没有提前闭经。

总之，如果女性朋友处于亚更年期状态，一定要多加小心，如果调理不好，到更年期阶段就会出现断崖式更年期，这一点在下一章我们会讲到。到那个时候，就不是养生调理可以解决问题的了。

-------------------------- ✳ **董老师在线答疑录** ✳ --------------------------

网友问题：董老师，我今年44岁，经常牙疼，疼得我睡不着觉，请问这和亚更年期有关系吗？

董老师解答：其实是有关系的，女性随着年龄的增加，骨密度会逐渐降低。同时，卵巢功能的衰退，雌激素的减少，也会加速骨量的丢失，从而使牙槽骨出现疏松和退化，其表面的牙龈也会出现萎缩，牙根逐渐暴露出来，牙齿遇到刺激就会疼痛。所以，更年期前后，女性特别容易牙疼。建议你每天坚持早晚刷牙，睡前和醒后进行"叩齿"锻炼并按摩牙龈，这样可以强化牙槽骨骨质，减缓萎缩速度。

健脾，不让更年期提前到来

高女士为某外资企业高管，今年刚刚40岁。最近工作比较劳累，回到家只想上床睡觉，却翻来覆去睡不着。几天下来，高女士变得消瘦，精神萎靡不振，脸色苍白，尤其是嘴唇白得没有一点血色，不得不用口红来掩饰。让高女士不解的是：明明累了一天，好不容易躺下，为什么睡不着，总要想乱七八糟的事儿呢？

高女士出现的这种情况，属于亚更年期的早期征兆。我们常说，脾虚的女人老得快，高女士的问题和脾功能失调有关，因为思虑过度易伤脾。

但为什么脾功能失调会引起面部与唇色发白，以及形体消瘦呢？

中医认为"脾为后天之本"，怎么理解呢？你不妨想一想土地。虽然现在人们的生活水平提高了，几乎每个家庭都有汽车、电脑等，但这些都不是人类生存所必需的，没有这些，人类照样生活了几千年。那么，什么才是人类离不开的呢？那就是土地。如果土地贫瘠，那么生长在土地上的花草也不会好看。如果没有了土地，也就没了大量的动植物，人类也将面临毁灭。在中医理论中，脾属土，它就是人的后天之本，是拥有姣好容貌的保证，也是人存活下去的根本。

中医认为，"脾开窍于口，其华在唇，在液为涎"，脾功能好，嘴唇会很滋润、很丰满，否则就会比较干瘪。如果身体出现莫名的消瘦、流口水、湿肿等症状时，也说明脾不好。

脾还有统血的作用，就是统摄、约束血液行于脉内而不外逸。但是如果脾气虚弱，失去了约束血的力量，就会出现一些出血病症，如皮肤紫癜、产后出血不止、呕血、便血、尿血等。治疗脾虚引发的出血症状重点在于补脾气。李时珍在《本草纲目》中写道，山楂"凡脾弱食物不克化，胸腹酸刺胀闷者，于每食后嚼二三枚，绝佳。但不可多用，恐反克代也"。此外，《本草纲目》还记载，龙眼味甘，可开胃益脾、补虚长智；红糖能和脾缓肝，适合脾虚的女性食用。

此外，思伤脾，所谓"衣带渐宽终不悔，为伊消得人憔悴"，思虑过度就会扰乱脾的正常工作，使其方寸大乱，反映到身体上就是食欲不振、无精打采、胸闷气短，时间久了亚更年期就出现了。所以，女性朋友们一定要做到思虑有节，只有脾功能正常了，更年期才不会提前到来。

这里有两个健脾小方法推荐给大家。

其一，将500克红豆洗净用高压锅压15分钟，待熟烂后开盖放入蜂蜜搅拌均匀，盛出放进冰箱中冷藏。待食用时可撒些花生碎末，或是自己喜欢的其他食品。蜂蜜红豆粥吃起来清凉爽口，还有消胀除肿、健脾的功效。

其二，大枣20个，茯苓30克，粳米100克，将大枣洗净剖开去核，茯苓捣碎，与粳米共煮成粥。这就是大枣茯苓粥，可以代替早餐食，有健脾的功效。

---------------------------- ❋ **董老师在线答疑录** ❋ ----------------------------

网友问题：请问，如何判断自己是否脾虚？

董老师解答：脾虚有两种表现，越来越胖或者越来越瘦。如果是思劳伤脾，脾虚可能表现为越来越瘦。还有一种不是因为心情，而是因为懒以及久坐不运动的生活习惯导致伤脾，体内垃圾毒素逐渐堆积，人也会越来越胖，而且是虚胖。

中年"节能减排"，更年期就会晚点来

如果将人的一生用四季来表示，那中年应该说是秋季。自然界中，冬天快来临的时候，大自然会给出一些提示，比如树叶凋落，气温越来越冷，这时大家就会整理衣橱，将毛衣、毛裤、羽绒服之类的厚衣服拿出来。

对于女人，在中年阶段，当出现怕冷、容易疲劳、睡眠时间短的情况时，我们就应该告诉自己，生命的冬天要来了，从现在起要注意保暖、节制房事，以顺应变化。前述身体变化正是肾气虚的表现，在此时若能"节能减排"，就是为即将到来的"冬季"储蓄能量。

人体随着肾气的逐渐旺盛而生长发育，直至成熟，继而又随着肾气的逐渐衰竭而走向死亡。《黄帝内经》在阐述人体衰老的原因时说"肾气衰，精气亏"，认为"肾气有余，气脉常通"是延年益寿的首要条件。当女人到了35岁左右的时候，就会出现肾气逐渐虚衰的现象。比如，肾主骨生髓，所以随着肾气的衰弱，骨骼就变得很脆弱，记忆力也下降了。

肾气的衰老是一种必然，尤其是人到中年的高级女白领们，由于工作压力大，难免对肾气造成持续的伤害。我们没有办法扭转这一过程，但可以通过"养精蓄锐"的方式延缓衰老的到来。肾可以说是储存人体基本物质的仓库，这些基本物质每时每刻都在消耗，当仓库里的物质用完了，我们的生命也就结束了。人到中年，这个仓库里的东西就用了一半，如果接下来省着点儿用，必然比那些铺张浪费的人用得更长。如此一来，才能保证其他的脏器，如肝、脾、肺、心脏等有足够的能量去"工作"，人也就不容易衰老。

不管你年轻时生活多么放纵，到了中年都应当好好养肾精、养肾气。日常起居中要保证充足的睡眠，减少房事；饮食方面，注意多进食富含蛋白质、维生素和钙质的食物，比如各种蛋类、乳类、海产品，少吃甜食和动物脂肪；还可以根据不同的体质状况，选择适当的体育运动。尽管中年也带来了"衰老"的迹象，但保养得当，就能将本来可能在40岁出现的肾气衰弱延迟到50岁。

有的中年女子因为肾气不足，出现腰膝酸软、冷痛，头发早白，头昏耳鸣，心神不宁，记忆力减退等症状时，可食用核桃仁糖。

【材料】核桃仁250克，黑芝麻250克，红糖500克。

【做法】先将黑芝麻、核桃仁炒香备用。将红糖溶化后煮沸，再用文火熬至黏稠状，然后加入核桃仁和黑芝麻，搅拌均匀。再于瓷盘中涂上一层薄薄的食用油，把搅拌好的成料倒入盘中摊平。待晾凉后切成小块，装瓶备用。每次吃3块，每日早晚各食1次。

【功效】适用于肾阳不足引起的心神不宁、记忆力减退等。

值得注意的是，核桃具有较强的温补肾阳的功能，尤其适合肾阳虚的人食用。一般人在食用时，不宜太多，控制在每天五六个核桃即可。核桃的火气大，含油脂多，吃多了容易令人出现上火和恶心症状。

※ 董老师在线答疑录 ※

网友问题：请问，肾阳虚和肾阴虚如何区别？

董老师解答：肾阴虚是指阴液亏损，多出现脸发红、手足心热、腰膝酸软、头晕耳鸣、口干舌燥、皮肤瘙痒、便秘等症状。肾阳虚是阳气缺损，多出现怕冷、四肢冰冷、面色苍白、腰膝酸软、腹泻、闭经、不孕等症状。

四物汤，补肝养血驱赶亚更年期

元代名医朱丹溪在《局方发挥》中说："妇人以血为本，血属阴，易于亏欠，非善调摄者不能保全也。"女性从来月经那天开始，就面临着血液亏损、阴精耗减的问题。在生育时更是如此，俗话说"一个孩子三桶血"，孩子在母亲腹中是完全依靠母亲的血液喂养大的，整个孕期就是一个耗血失阴的过程。而随着年龄的增长，女人血虚的状况会愈加明显。亚更年期之所以出现，与肝血不足有很大的关系，所以补肝血是亚更年期女性的一门重要课程。

　　其实，世界上任何一个国家的女性都非常注意补血，只不过方法不同而已。据说讲究的西方女性习惯喝红酒、吃巧克力补血，韩国女性则习惯喝海带汤补血滋阴。而对于中国女性来说，中药店里有几味药是专门为她们准备的，比如白芍、川芎、当归、熟地，将这4种中药一起熬煮，就是有着1000多年历史、中医界称为"妇科养血第一方"的四物汤。

　　四物汤，出自宋朝《太平惠民和剂局方》，由熟地、当归、白芍、川芎四味药组成。方中熟地能滋阴养血，补肾填精，为本方主药；当归性味甘润而温，可补血活血；川芎辛温，有活血通经、行气导滞之功；白芍酸辛，能补肝之气。四味药相结合，有阴有阳，刚柔相济，补中有行，行中有补，补而不滞，是补血活血的良方。本方组成如下。

　　【材料】熟地12克，当归10克，川芎8克，白芍12克。

　　【做法】水煎服。

　　【用法】一剂煎3次，早、午、晚空腹时服。

　　【功效】补血调血。

　　新中国第一届国医大师班秀文是当代妇科大家，他对四物汤就极为推崇，称其为"治血证的通剂"，广泛用于妇科病的治疗，尤其是在治疗月经病时，班老时常以四物汤为基本方，随证加减，取得了良好的治疗效果：痛经可加香附12克，延胡索10克；兼有气虚者，加入党参18克，黄芪18克；血虚有寒者，加肉桂粉4克，炮姜4片；如出现崩漏，则加入茜草根8克，艾叶10克，阿胶10克。

-------------------------- ❉ **董老师在线答疑录** ❉ --------------------------

　　网友问题：请问，四物汤在什么时候喝比较好？

　　董老师解答：因为四物汤中有当归，因此在经期不要随便喝，应该在经期结束或者经期到来之前喝。另外，在身体比较累、比较虚弱、压力较大的时候，也可以用四物汤进行调理。从季节来讲，秋季喝四物汤更容易达到气血双补的目的。

第三章
断崖式更年期调理方案

什么是断崖式更年期

我在看诊的过程中经常提到断崖式更年期，有人问什么是"断崖式"，其实，这是我借用的一个概念。股票市场中"断崖式下跌"就是一个很形象的比喻，说简单一点，就是迅猛地往下走。

我经常用上下楼梯来形容女性的健康状况。通常，在28岁之前，女性的健康是在爬楼梯，《黄帝内经》中说"女子……四七，筋骨坚，发长极，身体盛壮"，在28岁，女性的身体发育完全，达到了巅峰。我们都知道一个成语——盛极而衰，意思是巅峰之后就开始下楼梯了。《黄帝内经》里又说道："女子……五七，阳明脉衰，面始焦，发始堕。"在35岁，足阳明胃经开始衰弱，面色发黄，开始掉头发。虽然已经在走下坡路了，但这个时候还很缓慢，可以说是一级一级地往下走，然后到了更年期，下楼梯的速度开始加快了，有的两级，有的三级，而我所说的断崖式更年期，指的是一下子往下跳了二十级、三十级，女性迅速衰老，同时还伴随着大病重病。

当然，需要指出的是，断崖式更年期并不是女性必经的阶段。现在有一句很流行的话，叫"不作就不会死"，大多数断崖式更年期都是女性自己"作"出来的。

有一位单女士，年轻的时候身体很好，极少去医院，有个头疼脑热的过一会儿就正常了，即使稍微严重一点，自己买一点感冒冲剂吃完就好了。这样一直到48岁这一年，她的身体开始出现一些状况，比如潮热出汗、头晕耳鸣、腰膝酸软等。她自己也知道应该就是更年期到了，所以也并不十分在意，只是会注意锻炼。

没想到症状越来越严重了，开始出现情绪烦躁，胸闷气短，皮肤发麻发痒，好像有蚂蚁在上面走一样。由于情况越来越严重，最终在家人的劝说下到医院做了检查，结果显示除了雌激素水平偏低之外，身体其他各项数据都是正常的，医生准备给她采用激素疗法，结果被她拒绝了，她觉得"没必要花那个冤枉钱"。

单女士本身是一个养生爱好者，只不过她的方法五花八门，都是道听途说来的，没有多少科学依据。她回到家以后，开始试验从朋友那里听来的各种土方法，没想到被她这样一折腾，身体状况还略有好转，有些症状居然消失了，这回单女士更加坚信自己是正确的。后来，她看到很多同龄人晚上都跳广场舞，觉得这个方法能强身健体，于是每天吃完晚饭也跟着去跳。

单女士的症状在两年之后出现了急剧恶化，有一段她出现心悸、心慌，但是并没有在意，直到有一天晚上晕倒在广场上，被急救车送到医院。到医院一检查，不仅有高血压、高血糖、高血脂，还有骨质疏松和动脉粥样硬化，如果不是抢救及时，她可能就没命了。

我们从小就听过讳疾忌医的故事，其实在现代像单女士这样讳疾忌医的人并不在少数，在问题刚刚出现的时候没有进行及时而正确的调理，到最后就会有一个爆发，就是我所说的"断崖式更年期"。

当然，断崖式更年期并不代表穷途末路，只要采用正确的方法，还是可以给我们的健康安上一个降落伞，从而平稳着陆。

------------------------------- ❋ 董老师在线答疑录 ❋ -------------------------------

网友问题：请问，激素疗法都适用于更年期的哪些症状？

董老师解答：激素疗法主要适用于因雌激素缺乏导致的心血管症状（热潮红、盗汗）、阴道炎、尿道炎、骨质疏松症和精神、神经症状（抑郁、焦虑、情绪低沉）等。

断崖式更年期易引发恶性肿瘤

我们已经知道，断崖式更年期是女性健康指数大幅度滑坡的阶段，在这种情况下身体免疫力迅速下降，于是各种慢性病也就找上门来了。

研究发现，更年期是生殖系统肿瘤的高发阶段，比较常见的恶性肿瘤有宫颈癌、子宫内膜癌、卵巢癌、乳腺癌等。

1. 宫颈癌

女性更年期一般在50岁左右，而早期癌症发生的平均年龄在36～44岁。早期常无特殊症状，部分患者有白带增多、不规则出血或绝经后出血现象；晚期可有水样白带或粉带、恶臭、阴道不规则流血及下腹痛。

2. 子宫内膜癌

子宫内膜癌的发病率较高，而且比宫颈癌晚10年，这时候对女性的更年期症状有一定的影响。在一些肥胖、不育、绝经期延迟、患糖尿病和高血压的妇女中发病率比较高。其主要突出的症状是子宫出血，有时白带异常，晚期患者可有下腹痛并可扪及肿块，并易发生转移。

3. 卵巢癌

卵巢癌一般发病年龄为五六十岁，而且早期表现多为盆腔有肿块，没有什么不适，通常在妇科检查时被扪及。但此类癌肿生长迅速，容易扩散，在短期内可出现腹水、胸水、腹痛，晚期腹部可膨隆，向上压迫引起呼吸困难和心慌腿肿，也有的表现为绝经后出血。

4. 乳腺癌

乳腺癌的发病年龄比卵巢癌早10年，高发年龄在40～60岁，早期无主观症状，常在更衣、洗澡时偶尔扪及乳房肿块，经检查发现。有的可在局部皮肤出现橘皮样异常，有的乳头有血性分泌物，如不及时治疗易向身体其他部位扩散和转移。

总之，这4种恶性肿瘤多发生于更年期，发病时间和更年期时间差不多，因此更年期要注意对身体的调节，定期去医院检查身体，及早发现潜在的病症。

-------------------------- ❀董老师在线答疑录❀ --------------------------

网友问题：请问董老师，有什么方法可以及早发现癌症？

董老师解答：首先，平时可以留意一下身体不正常的信号，比如已经绝经却发现阴道出血，卵巢已经萎缩却出现肿块等，这些都可能是妇科肿瘤发出的信号，应引起足够的重视，及时到医院进行超声检查。其次，有几类人属于妇科肿瘤的高危人群，应特别留意：一是有这类疾病家族史的；二是肥胖人群、高血压患者、高血脂患者更易患子宫内膜癌；三是慢性宫颈炎患者、早婚早育者更易患宫颈癌。总之，定期进行妇科检查是降低肿瘤发病率最简单的办法，处于更年期的女性一旦发现阴道出血、白带增多、腹部发胀、食欲下降等情况，都建议去医院做个筛查。

抑郁症，断崖式更年期的导火索

近年来，由于心理学的发展，尤其是一些影视明星自杀事件引起了强烈的社会反响，让人们越来越关注抑郁症。然而，大多数人对抑郁症的认识还是存在一些误区，认为它只是一种单纯的神经性疾病，最坏的结果就是患者自杀。

事实上，抑郁症不仅伴随着情感低落、兴趣减退、思维迟缓以及言语动作减少等心理障碍，还包括各种生理上的不适乃至各种疾病带来的痛苦。临床研究发现，女性更年期是抑郁症的高发期，而造成这一局面是生理和心理因素的共同影响。

首先是生理变化。女性进入更年期后，卵巢开始萎缩，绝经后雌激素分泌锐减，就会容易出现烦躁、易激动、潮热等更年期综合征的症状，这令当事人感到身体不适、焦急不安，该状况反复发生就易引发抑郁症。

其次，生活封闭。一些女性进入更年期后，觉得自己已经老了，甚至会有自卑的心理，从而不愿主动参加社会活动，整天闭门自思、闷闷不乐。一旦随儿女的小家庭到陌生的环境一起生活或丧偶后独自生活时，往往不能很好地适应新的生活环境变化，久而久之便可能产生更年期抑郁症。

再次，不能承受巨大的工作和家庭压力。更年期女性大多临近退休或受到下岗的威胁，心理存在多种顾虑和压力。也有的在单位是领导、业务骨干，退休后就觉得无事可干，由此而产生孤独感，进而产生抑郁。

无论是什么原因造成的更年期抑郁症，我们都必须引起重视，它不但有引发患者自杀的严重后果，同时还是断崖式更年期的导火索。身体上的不适造成心理上的抑郁，心理上的抑郁也会反过来加速健康状况的衰颓。我们知道，人活的就是一个精气神，一个对人生、对世界已经没有了信心的人，身体必定会做出相应的反应。

有一位狄女士，49岁，近两年经常一阵阵地无原因发热、多汗、健忘，稍不顺心就大动肝火，认为是更年期反应，熬几年就过去了，所以没太在意。但她最近感到反应越来越严重，食欲减退、上腹部不适、口干、便秘、心悸、血压改变、脉搏加快、胸闷、四肢麻木、月经紊乱、睡眠障碍，经常莫名其妙地感到乏力，走路腿都抬不起来，什么都没兴趣，甚至电视都懒得看，怎么也高兴不起来，甚至觉得活在世上一点儿意思都没有，直到一次吃了30片安定想自杀，她的家人才意识到问题严重，于是强行带她到医院检查，结果确定为更年期抑郁症。与此同时，如还伴随着高血压、糖尿病、骨质疏松等一系列病症。对于这位患者的治疗，除了身体上的调理，我还着重注意心理上的沟通辅导，由此，在抑郁症情况好转的同时，狄女士身体上其他生理病症也得到了有效的控制。

对于更年期抑郁症的治疗，方法其实有很多，在我看来与人沟通交流（我称其为"话疗"）是早期最有效的一种应对方式，因为人不能总是将自己孤立，更不能一味地压抑自己，要知道很多慢性病，如近年来多发的脑血管病，都不能排除这些因素的影响，所以让患者自己倾诉是最好的排"毒"方法。

❋ 董老师在线答疑录 ❋

网友问题：请问，更年期抑郁症具体有哪些表现？

董老师解答：一般生理性的躯体变化表现常在精神症状之前出现，往往随着病情发展而加重，经过治疗后这些躯体症状消失得也会比精神症状早。比如，月经变化、睡眠障碍、经常性的便秘、眩晕、乏力、心悸、胸闷、四肢麻木、发冷或发热、血压脉搏不稳等。女性更年期抑郁症的精神症状通常根据躯体病情的加重而逐步加重。起病时，患者常表现为情绪低落、郁郁寡欢、焦虑不安、过分担心发生意外，以悲观消极的心情回忆往事，对比现在，忧虑将来。情绪沮丧、思维迟缓、反应迟钝，自感精力不足、做事力不从心，对平常喜欢的事提不起兴趣，特别是易疲劳，休息后也不能缓解。病情严重的患者，会感觉周围的人都在议论她，甚至想要伤害她。

带脉，更年期女人断崖时的降落伞

说到更年期女性保健，自然离不开带脉。带脉是人体奇经八脉之一，也是人体唯一横向走的经脉，它跟腰带一样，围腰一周，约束其余纵行的经脉。在我看来，古人之所以以"带脉"为名，除了经脉像带子一样缠在腰间，还因为它和妇科经带的关系密切，是专管调理月经及妇科各器官功能的重要经络。

带脉最重要的一个功能就是防治带下病，保护女性生殖系统健康。女性青春期后，由于激素的原因，会分泌白带滋润阴道。通常生理性白带是比较透明的，没有什么异味，稍微有一点白颜色，而且不至于沾湿内裤，也没有痒或者不适的感觉。当女性进入更年期以后，很容易出现一些妇科炎症，如盆腔炎、宫颈炎、附件炎、子宫内膜炎等，一旦出现此类病症，就会出现病理性白带，也就是中医上讲的"带下病"。实际上，大部分妇科炎症都可以归入带下病，只不过不同的病因会出现不同的白带异常。临床上常见的白带异常有：白带增多、无色透明黏性白带、白色或灰黄色泡沫状白带、凝乳状白带、水样白带等。

患有白带异常的更年期女性，生活质量严重受损，不仅性生活无法进行，而且还要饱受阴道痒、痛的折磨。更为重要的是，白带异常其实是女性身体发出的一个求救信号，这时候敲一敲带脉，调动带脉的能量，增强其约束力，不仅能让这些症状有效缓解，甚至能彻底地从源头上预防一些重要疾病的发生。从这个角度来说，带脉确实是"断崖式更年期女性的降落伞"。敲带脉实际上很简单，每天晚上临睡前，握空心拳，沿着带脉的走向敲打，用力适中，肥胖者可力度大一些，敲100～300次即可，没有什么严格的要求，关键要能坚持下去，做到持之以恒。

在现实生活中，有些人白带异常，除了带脉失约之外，还有可能是任脉受损。因此，我建议大家在敲带脉之后按摩关元穴3～5分钟。这是一个很好的辅助方法，配合敲带脉，除了防治白带异常之外，还可以帮助减肥、控制食欲、治疗便秘。

实际上，上面所说只是防治带下病的基本调养方法，如果对于不同的病症加以针对性运用，效果可能会更好。下面，我就简单给大家介绍4种具体方法。

1. 白带过多

带下量多，绵绵不绝，颜色偏白或淡黄，质地比较稀，没有臭味，伴有双脚水肿、食欲不佳、大便偏稀，这属于中医当中的"脾阳虚"。对于这种状况，除了刺激带脉穴（带脉上有3个穴位，带脉穴是其中之一，另外两个是五枢穴和维道穴）和关元穴之外，还要补脾俞穴和足三里穴（如图2-3-1、图2-3-2）。其方法为：每天下午5～7点用艾条灸带脉，同时隔姜灸关元穴3分钟。另外，每天早上7～9点艾灸或按揉两侧脾俞穴和足三里穴3分钟。

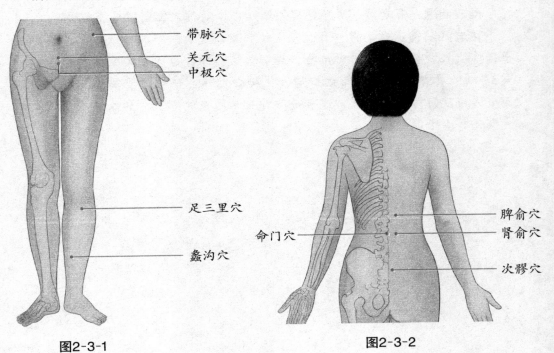

带脉穴
关元穴
中极穴

足三里穴

蠡沟穴

脾俞穴
肾俞穴

命门穴

次髎穴

图2-3-1

图2-3-2

2. 水样带

白带量多，清稀如水，淋漓不断，小腹发凉，有下坠的感觉，腰酸疼，头晕，耳鸣，夜尿多，大便稀，平时手脚发凉，这属于肾阳不足，寒湿内盛。每晚艾灸关元穴、带脉、命门穴和肾俞穴各3分钟，可以给身体生真火，把这些不适统统消灭。

3. 黄带

带下量多，颜色发黄，黏稠，有臭味，胸闷心烦，食欲不好，口发苦，嗓子冒火，排尿困难，这是湿热损伤任、带两脉引起的。坚持按压任脉，每天从中极穴按揉到关元穴5分钟，再按压带脉1分钟，按揉次髎穴3分钟。

4. 带下黄稠异味

阴部瘙痒，灼热，红肿胀痛，带下多，黄稠有臭味，嘴里发苦，咽干，晕眩，心烦不宁，大便干，小便黄。这是肝经湿热下注引起的。除了敲带脉之外，每天用2～3根牙签并在一起点刺蠡沟穴和中极穴3～5分钟。

-------------------- ❋ **董老师在线答疑录** ❋ --------------------

网友问题：董老师，更年期宫颈糜烂可以通过穴位调理来缓解吗？

董老师解答：对于宫颈糜烂，穴位刺激能起到一定的辅助作用，但要根据体质来调理。如果平时怕冷，说明体质偏寒，每天艾灸带脉穴和关元穴3分钟；如果平时总是心烦口渴，手脚心发热，说明体质偏热，按摩这两个穴位就可以了。当然，这只是一种日常的保健方法，具体治疗，建议大家还是去正规的医院。

第四章
人工更年期调理方案

什么是人工更年期

　　人工更年期，顾名思义，就是人为地造成更年期提前到来。可能有些人会感到奇怪，更年期还能"人为"控制吗？令人意想不到的是，确实有这种状况，而且近几年越来越常见。

　　一般来说，女性由于某些妇科疾病，不得不切除子宫或卵巢，导致雌激素水平降低，从而诱发更年期的一系列症状，我们称之为人工更年期。

　　姜女士便是这样一位人工更年期患者。她今年41岁，在8个月前因子宫肌瘤和卵巢囊肿，切除了子宫和双侧卵巢。从4个月前开始，她便时常感觉忽冷忽热，热时大汗淋漓，头发都湿透了，冷时又浑身发抖。一天反复十几次，并且伴有体重下降、失眠、多梦、烦躁不安、消沉抑郁、焦虑、恐惧、口干、眼睛干涩、便秘等现象。同时，她还存在血压不稳定、身体无力的问题，但脉搏和食欲并未受到影响。

　　姜女士曾到多家医院检查，诊断结果莫衷一是，有的认为是自主神经紊乱，有的认为是更年期综合征，而我认为姜女士符合更年期综合征，因为她切除双侧卵巢后，没有雌激素的来源，4个月后体内储存的雌激素代谢完，没有新的激素补充进来，所以发生了断崖式激素水平下降，导致更年期提前。

　　一般来说，人工更年期通常伴随着重大的疾病，所以人工更年期大多是断崖式的，但断崖式更年期未必一定是器官切除手术造成的。对于人工更年期，最好是在手术之后便立即着手进行保健调理。另外，卵巢切除导致没有内源激素补充，所以必须长期依靠外援性激素补充，等增强体质之后，可以想办法促进内源性雌激素的分泌。

　　针对姜女士的情况，我开出了以下的调理方案。

【药品】谷维素、雌激素（3个月）、逍遥丸。

【保健】鹿胎胶囊、五方茶、养血茶、安眠茶。

【饮食】肉：饭：菜=1：2：4，足量饮水，增加豆制品、牛奶。

【运动】骑车、游泳、健步走。

经过半年多的调理，姜女士的各种更年期症状基本上就消失了。

--------------- ❋ **董老师在线答疑录** ❋ ---------------

网友问题：董老师，我患有巧克力囊肿，需要手术治疗，请问腹腔镜和剖腹治疗哪个更好一些？

董老师解答：现在大多数人都会选择腹腔镜，因为对身体的创伤小，恢复起来也快。不过，相对于剖腹治疗，腹腔镜也有弊端，首先是准确度不够高，容易伤到其他脏器从而造成粘连，导致后遗症；其次，腹腔镜会将囊肿绞碎，不容易发现其他问题。当然，具体采用哪种方法，还要根据所在医院的医疗水平以及你自身的状况，建议听取主治医生的意见。

药熨+康复操，消除术后疼痛

虽然我个人比较推崇传统的剖腹治疗，但由于腹腔镜手术确实具有切口小、创伤微、术后切口疼痛轻、恢复快等优点，所以现在越来越多的妇科手术都选用这种方式。

不过，由于二氧化碳气腹对腹腔内脏器及腹壁造成牵拉，残余气体与血液对腹膜的刺激以及手术本身的创伤，术后患者常出现肩背部、腰骶部、膈下及腹部胀痛不适，导致这类非切口疼痛甚至超过了切口痛，医学上称为"腹腔镜术后疼痛综合征"。

疼痛如果没有得到及时有效的处理，会严重影响疾病的治疗以及术后的康复，更年期症状便随之出现，有时还会很严重。对于这种情况，医院大多会采用阿片类药或非甾体类消炎药行硬膜外或静脉镇痛，不过这种方法本身会引起如恶心、呕吐及头晕等一系列不良反应，而且费用也相对较高。在这里，我给大家推荐一套由中药热熨配合康复操来预防术后疼痛的方法。

除了常规的基础护理，术后8～10小时便可以用中药热敷患者的腰背部，其具体方法为：将吴茱萸和粗盐放置恒温煲中加热，待温度达到45～60℃之后，放入布袋之中，然后让患者平卧，将中药热敷袋热熨腹部5分钟后再置入腰背部，使之与患者腰背部紧密接触。每次热敷20分钟，每天上午、下午各1次，3天为1个疗程。

中药热熨30分钟之后，患者可以进行康复操。

第一步，患者平卧床上，双手交叉于脑后向前抬起头；

第二步，同时朝头顶方向伸举双臂，然后还原于身体两侧；

第三步，右腿放平，左腿伸直尽量向上抬；

第四步，左腿放平，右腿伸直尽量向上抬；

第五步，双手掌分别撑住身体两侧的床铺，双腿放平，尽量使腰部离开床铺向上举。

以上动作，每步做10次，每日2次。

另外，在做康复操时，还可以配合四肢按摩以及播放音乐，最好是选择患者喜欢的轻音乐。

根据临床观察，采用这种方式10小时内肛门排气，3～5次之后身体酸痛消失。建议腹腔镜手术患者在与主治医生沟通的情况下，采用这种方式缓解术后疼痛。

------------------ ❋ 董老师在线答疑录 ❋ ------------------

网友问题：请问，腹腔镜手术后多长时间可以饮食、下床？

董老师解答：通常来讲，麻醉清醒之后便可以进流质饮食，术后第二天根据肠蠕动恢复情况可进普通饮食。术后第二天拔除尿管，这时患者应该多饮水，自解小便，同时可下床活动，以减少肠粘连的发生。

妇科腹腔镜术后调养六个关键

我在前面跟大家讲了腹腔镜手术的优点，同时也讲了它的局限，这就提醒大家术后一定要注意调养，否则会带来很多后遗症。

根据以往的临床经验，我总结了妇科患者腹腔镜术后应注意的6个方面，简称为6个关键，列在这里以供大家参考。

第一个关键：伤口护理。

通常腹腔镜的伤口是在肚脐处1厘米长，在下腹部两侧则各为0.5厘米的伤口。手术完成后，1厘米的伤口通常做简单的缝合，此时可能使用可吸收线或不可吸收线缝合，若用吸收线缝合则不需拆线，若使用不可吸收线缝合，则应于手术后7天予以拆线；至于0.5厘米的伤口，使用透气的胶布贴合即可，但有时为增加伤口愈合的整齐性，也可能用缝针简单缝合。对于这些伤口的护理，要注意的是保持伤口清洁、干燥。直到伤口完全愈合后（约10天），方可淋浴或沾水。最重要的是，因腹腔镜的患者住院天数极短，所以患者返家后，每天一定要注意伤口有无红、肿、热、痛的现象，以防感染发炎。

第二个关键：阴道出血。

手术时为了使卵巢、输卵管及子宫的背侧检查清楚或提供足够空间手术，通常都会由阴道放置子宫支撑器（未婚者不用）来调整子宫的位置，因而术后会有少量的阴道出血，这是正常的。不过，倘若阴道出血超过2周，就要及时向医师核实现象是否正常。至于做腹腔镜子宫全切除手术的患者，因阴道顶部在切除子宫后，会做断端缝合，因而2周内的褐色出血仍属正常。要注意的是，在8周内若行房或拿重物，容易造成伤口的愈合不良引起断端出血，因此，应尽量避免。

第三个关键：生活起居。

维持舒适的生活，并做微量的运动，有助于身体的康复。施行腹腔镜输卵管手术及腹腔镜卵巢手术的患者，手术后2周可恢复往日的正常作息，而施行子宫全切除术者，除了在手术初期（2周内）应避免骑马、骑脚踏车、久坐，以免骨盆腔充血而造成术后的不适，还要特别注意，避免拿超过5千克的物品，或增加腹部负担的活动，满8周后，再依个人体力与体质，逐渐加重运动量，如此可减少因暂时性骨盆腔支撑减少所造成的不适。

第四个关键：营养摄取。

手术后的营养摄取原则上都是一样的，要多摄取水分以补充手术时体液的流失。通常腹腔镜手术恢复清醒后，应该都可以恢复进食，先喝些温开水，没有不适应的现象，就可以开始进流质的食物（例如稀饭），隔天可恢复正常的饮食。由于伤口的愈合需要利用蛋白质，因此要摄取高蛋白质的食物（例如鱼、瘦肉、蛋等），以加速伤口的愈合，并避免刺激性的食物（例如辣椒、烟、油、咖啡），以免刺激胃酸分泌造成肠胃的不适。

腹腔镜术后与一般开腹手术后最大的不同是，因手术中需灌入二氧化碳，以造成气腹方便操作，所以术后腹内容易残留二氧化碳气体，宜增加蔬菜及高纤维质水果的摄取，并避免食用产气的食物，如地瓜、豆类、洋葱等，如此可以减少术后腹胀引起的不适。至于较大的手术，例如子宫切除手术、宫颈癌根除手术等，因为麻醉时间较长，加上手术时间较长，造成肠胃道吸收的气体也较多，比较容易有腹胀的现象，所以手术24小时后再进食比较合适。对于术后容易恶心、呕吐及特异体质的患者，也不需勉强自己进食，待麻醉完全消退后再进食就可以。

第五个关键：导尿管的放置。

属于门诊的腹腔镜手术，通常不需术前经由尿道放置导尿管于膀胱，而会改成麻醉后再置入，且于术后移除。至于较大的腹腔镜手术或住院性手术，通常会在术前放置导尿管，如此可避免手术中的膀胱损伤，也可以避免术后患者需马上起床解尿，造成伤口疼痛的现象。可见导尿管的放置主要是帮助术后的患者减少术后移动的不适，因此，只要患者术后觉得恢复很好，可以起身如厕，就可以请求医师移除导尿管，自己试行解尿有困难时再行导尿即可。一般较大的腹腔镜手术之后，我们习惯将尿管留置2个小时后再移除，以使患者能得到充分的休息。

第六个关键：性生活。

一般腹腔镜手术患者在2周后即可恢复正常的性生活，而一般不孕症患者进行输卵管检查及整形手术后，有时为配合排卵的时间，1周后也可行房，但不可太过激烈。至于行腹腔镜子宫全切除术者，因为不仅腹部有伤口，在阴道的顶部也有缝合的伤口，因此行房的时间要延后，等休息8周之后，伤口完全愈合，深层骨盆腔的组织也复原了才可行房。需注意的是，有些妇女会担心：伤口是否会因行房而裂开及丈夫是否会有不良的感受？要注意的是，阴道分泌量会较以往减少，因此前戏的时间要增加，并采用较温和的动作，给予配偶多一些精神上的支持，如此性生活就不会因手术而有所改变。由于动过腹腔镜手术的腹部几乎看不出任何伤口，因此若不想让丈夫知道自己已经切除全部子宫，对方是无从得知的。

❈董老师在线答疑录 ❈

网友问题：请问，腹腔镜手术前有什么注意事项？

董老师解答：术前充分准备是手术成功的保证：手术前一天要进行

皮肤的准备，脐部是重点，要进行严格的清洁和消毒，防止脐部切口的感染。术前应禁食12小时，禁水8小时，防止麻醉后呕吐物引起窒息；术前晚及术晨采用肥皂水大量不保留灌肠清洁肠道，防止术中肠内容物至手术区污染而引起感染，同时排空膀胱。

人工绝经后，五款药膳帮你补足雌激素

女性到了一定年龄，由于人体分泌雌激素的卵巢功能逐渐降低导致雌激素减少造成月经停止，这称为"自然绝经"。由于某些妇女在正常绝经年龄前，子宫或卵巢发生了癌瘤等严重疾病，为了挽救生命，不得已手术切除了双侧卵巢（一般都同时切除子宫），有的进行了放射治疗，卵巢组织遭到破坏，这些妇女既不能再生育，卵巢亦不再有功能，称为"人工绝经"。

不管是自然绝经还是人工绝经，由于雌激素水平的下降，均可引起或轻或重的更年期症状。所以，人工绝经后，补充雌激素是非常关键的。如果条件允许，大家可以采用雌激素及孕激素或其他非激素类药物替代治疗，弥补体内雌激素的不足，减轻症状，防止生殖器萎缩及过早骨量丢失。当然，同时在饮食上加以配合，对健康的恢复也大有好处。在这里，我给大家推荐5款药膳，希望能帮助补充雌激素，缓解更年期症状。

1. 养血补津粥

【材料】红花10克，当归10克，丹参15克，糯米100克。

【做法】糯米洗净，入锅加适量清水煮粥，至八成熟时，加入红花、当归、丹参，至熟即可。

【用法】每日1次。

【功效】适合于面色灰暗、虚劳燥咳、心悸、脾虚的阴虚者。

2. 滋阴补气粥

【材料】猪肘600克，枸杞18克，人参10克，生姜15克，白糖5克。

【做法】猪肘洗净，入锅炖至熟烂，加入枸杞、人参、生姜，再炖约10分钟，最后加少许白糖调味即可。

【用法】每日1次。

【功效】适用于气短、体虚、神经衰弱、目昏不明的阴虚者。

3. 益气养阴粥

【材料】黄芪20克，山药10克，黄精20克，白芍10克，优质大米100克。

【做法】大米洗净，加水煮粥，加入黄芪、山药、黄精、白芍等，一起煮至熟烂即可。

【用法】每日1次。

【功效】适用于身倦、乏力、气短等症，如疲劳综合征、贫血。

4. 养血补阴粥

【材料】何首乌20克，肉苁蓉15克，北沙参15克，桑叶3克，莲子肉10克，优质大米100克。

【做法】大米淘洗干净，加适量清水，煮至五成熟时，加入何首乌、肉苁蓉、北沙参、桑叶、莲子肉，至熟即可。

【用法】每日1次。

【功效】适用于面色苍白、舌质淡红、脉细无力、手足麻痛、心烦易怒、月经不调者。

5. 七宝粥

【材料】红豆50粒，黑豆64粒，黄豆56粒，莲子21粒，大枣24枚，核桃仁8个。

【做法】先将红豆、黑豆、黄豆煮沸15分钟后再入莲子、核桃，再煮沸10分钟加入大枣。

【用法】每日3次。

【功效】本粥强肾、健脾。

❁ **董老师在线答疑录** ❁

网友问题：请问，人工绝经之后是否还需要运动，如果需要，适合什么样的运动？

董老师解答：手术康复之后，当然还是要保持一定的运动量，这样有助于增加身体活力。至于运动方式，建议选择舒缓一些的，如散步、骑车等，运动量随着身体的恢复可以逐渐地增加，根据自身情况，如果条件允许还可以游泳、打羽毛球等。不建议做更剧烈的运动，尤其是不能让身体感到疲劳，一旦出现疲劳感，就要停下来休息一下，或者第二天再运动。

第五章
舒缓式更年期调理方案

舒缓式更年期相当于平和体质

我们都知道，9种体质中有一种称作平和体质，其表现为：面色、肤色润泽，头发稠密有光泽，目光有神，鼻色明润，嗅觉通利，味觉正常，唇色红润，精力充沛，不易疲劳，耐受寒热，睡眠安和，胃口良好，两便正常，舌色淡红，苔薄白，脉和有神。

在9种体质当中，其他8种体质都是病理性的，只有平和体质是健康的体质。一般来讲，平和体质产生的原因主要是先天条件良好，后天调养得当。其实，在各种类型的更年期中，也有一种类似于平和体质，我称之为"舒缓式更年期"。

我之前讲过，更年期里每个人的表现都不一样，有的反应剧烈，健康状况迅速恶化，身体器官包括外在容貌快速衰老，就像从悬崖边往下跳一样，我们就称之为"断崖式更年期"。还有一种，就是整个更年期阶段，几乎没有什么异常反应，顺顺利利就过渡到老年期，对于这种情况我给它取了个名字，叫作"舒缓式更年期"。

有人问我，这是不是就跟妊娠反应一样，有的人反应剧烈，不停地恶心呕吐、头晕乏力，而有的人不仅一口也没吐过，甚至连胃酸的感觉都没有。其实，更年期和妊娠还不太一样，妊娠反应强弱主要取决于个人体质，跟自身努力没有太大关系，但更年期可以通过自身的有效调理成为"舒缓式更年期"。

有一位90多岁的老教授，是我国某专业领域的泰斗级人物，到现在依然耳不聋、眼不花，说话中气十足，甚至头发都还有将近一半是自然的黑色。在某个场合我遇到她，听说我是做更年期研究的，她很自然地聊起了她的更年期。

据这位老教授所说，她对更年期几乎没有什么感觉，唯一的印象就是52岁那年经期有些不稳定，时来时不来，身体并没有什么不舒服的，直到后来几个月没有月经，才猛然想到自己应该是停经了。

我对此感叹道："您的身体还真是好啊！"

老教授微笑着摆摆手，道："这你可说错了，我年轻的时候工作很紧张，压力非常大，所以平时是小病不断，在42岁那年还在身体上动过手术，把一侧的卵巢切除了。"

听了老教授的话，我大吃一惊。按她所说，她的情况应该属于舒缓式更年期，可是以她的身体状况是怎么做到的呢？后来，我经过详细询问才了解，原来她在动完手术之后猛然觉醒，知道身体再这样下去是不行的，于是找了当时国内最著名的老中医给她做身体调理。她严格按照这位老中医开出的系统调理方法对自己进行调养，终于让身体完全恢复了健康。

值得大家注意的是，我所说的舒缓式更年期并不等同于平和体质在女性更年期时的表现。临床研究发现，平和体质所占人群比例，约为32.75%，也就是1/3左右，男性多于女性，而且年龄越大，平和体质的人就越少。所以，女性在更年期仍然保持平和体质是很困难的。而更年期更是女性一个快速衰老的时期，健康状况必然是下行趋势，而舒缓式只是下行的速度没有那么快，身体仍然可以保持基本的平衡，所谓的更年期症状不是那么明显或者没有。

希望大家都能够向这位老教授学习，好好调理，拥有一个舒缓式更年期。

------------------------ ※ 董老师在线答疑录 ※ ------------------------

网友问题：请问，过了45岁并没有出现更年期症状，是否就表明是舒缓式更年期？

董老师解答：其实不能这样说，舒缓式更年期只是一个更年期健康的标准，等更年期结束之后，步入老年期，你回头看如果没有特别坏的身体状况，可以说你的整个更年期阶段是舒缓式更年期。而到了更年期年龄，没有出现更年期症状，或者是症状较轻，并不意味着在接下来的时间里这种状态会一直持续下去，所以大家还是要密切关注自己的健康状况，做好健康调养。

常练八段锦，让你拥有舒缓式更年期

现在广场舞很流行，而且跳舞的人群主要是处于更年期的中老年女性。但实际上，对于这个阶段的女性来说，广场舞运动太剧烈，节奏也太快，比如当下流行的《小苹果》《最炫民族风》之类的配乐，都不适合更年期女性。

因此，我遇到更年期女性，总是会劝她们，千万不要去跳广场舞。于是也有人问我，那就不要运动了吗？当然不是。更年期女性也可以去广场锻炼，但不是去跳舞，最好选择一些比较舒缓的运动，比如太极拳、八段锦之类的。

事实上，国内早就有专门的研究人员利用八段锦来治疗更年期综合征，收效非常明显。八段锦的种类有很多，如坐八段锦、立八段锦、北八段锦、南八段锦、文八段锦、武八段锦、少林八段锦、太极八段锦等。在这里，我就把一套可以缓解更年期综合征的八段锦介绍给大家。

第一段：双手托天理三焦。

【起势】直立，两臂自然下垂，手掌向内，两眼平视前方，舌尖轻抵硬腭，自然呼吸，周身关节放松，足趾抓地，意守丹田，以求精神集中片刻，两臂微屈，两手从体侧移至身前，十指交叉，掌心向上。

【动作】

1. 两臂徐徐上举，至头前时，翻掌向上（如图2-5-1），肘关节伸直，头往后仰，两眼看手背，两腿伸直，同时脚跟上提，挺胸吸气（如图2-5-2）。

2. 两臂放下，至头前时，掌心由前翻转向下，脚跟下落，臂肘放松，同时呼气。

3. 如此反复16～20遍，使呼气吸气均匀。

4. 十指松开，两臂由身前移垂于两侧。

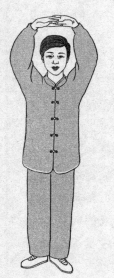

图2-5-1

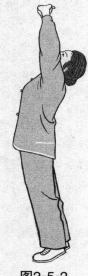

图2-5-2

第二段：左右开弓似射雕。

【起势】自然站立，左脚向左侧跨一步，两腿屈膝成马步，上体直立，同时两臂平屈于两肩前，左手食指略伸直，左拇指外展微伸直，右手食指和中指弯曲，余下手指紧握（如图2-5-3）。

【动作】

1. 左手向左侧平伸，同时右手向右侧猛拉，肘弯曲与肩平，眼看左手食指，同时扩胸吸气，模仿拉弓射箭的姿势（如图2-5-4）。

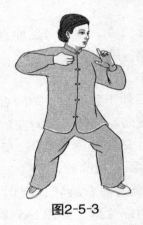

图2-5-3　　　　　　　　　图2-5-4

2. 两手回收，屈于胸前，恢复起势，但左右手指姿势相反，同时呼气。

3. 右手向右侧平伸，同时左手向左侧猛拉，肘屈与肩平，眼看右手食指，同时扩胸吸气。

4. 如此左右轮流进行开弓16～20次。

【收势】还原预备姿势。

第三段：调理脾胃须单举。

【起势】立直，两臂自然垂于体侧，脚尖向前，双眼平视前方。

【动作】

1. 右手翻掌上举，五指伸直并拢，掌心向上，指尖向左，同时左手下按，掌心向下，指尖向前，拇指展开（如图2-5-5），头向后仰，眼看右指尖，同时吸气（如图2-5-6）。

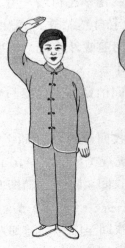
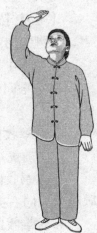

图2-5-5　　　　　　图2-5-6

2. 复原，同时呼气。

3. 左手翻掌上举，五指伸直并拢，掌心向上，指尖向右，同时右手下按，掌心向下，指尖向前，拇指展开，头向后仰，眼看左指尖，同时吸气。

4. 复原，再呼气。

5. 如此反复16～20遍，运动时宜注意配合均匀呼吸。

【收势】恢复起势状态。

第四段：五劳七伤往后瞧。

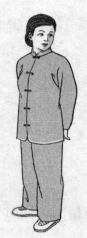
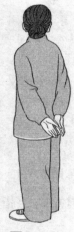

图2-5-7　　　图2-5-8

【起势】直立，两臂自然伸直下垂，手掌紧贴腿侧，挺胸收腹。

【动作】

1. 双臂后伸于臀部，手掌向后，躯干不动，头慢慢向左旋转，眼向左后方看，同时深吸气，稍停片刻（如图2-5-7），头复归原位，眼平视前方，呼气。

2. 头再慢慢向右旋转，眼向右后方看，吸气，稍停片刻（如图2-5-8），再旋转复归原位，眼平视前方，呼气。

3. 如此反复16～20遍。

【收势】恢复起势状态。

第五段：攒拳怒目增气力。

【起势】自然站立，两腿分开屈膝成马步，两侧屈肘握拳，拳心向上，两脚尖向前或外旋转，怒视前方。

【动作】

1. 右拳向前猛冲击，拳与肩平，拳心向下，两眼睁大，向前虎视（如图2-5-9）。

2. 右拳收回至腰旁，同时左拳向前猛冲，拳与肩平，拳心向下，两眼睁大，向前虎视（如图2-5-10）。

3. 左拳收回至腰旁，随即右拳向右侧冲击，拳与肩平，拳心向下，两眼睁大，向右虎视（如图2-5-11）。

4. 右拳收回至腰旁，随即左拳向左侧冲击，拳与肩平，拳心向下，两眼睁大，向左虎视。

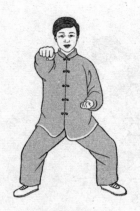

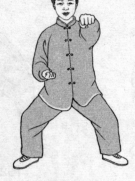

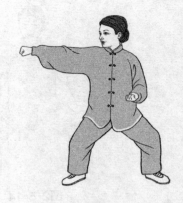

图2-5-9　　　　　　　　图2-5-10　　　　　　　　图2-5-11

5. 如此反复进行16~20遍。

【收势】注意配合呼吸，拳出击时呼气，回收时吸气。最后两手下垂，身体直立。

第六段：两手攀足固肾腰。

【起势】两腿直立，两手自然垂于体侧，成立正姿势。

【动作】

1. 两臂高举，掌心相对，上体背伸，头向后仰（如图2-5-12）。

2. 上体尽量向前弯曲，两膝保持正直，同时两臂下垂，两手指尖尽量向下，头略抬高（如图2-5-13）。

3. 如此反复16~20遍。

（注：此段可用自然呼吸。）

【收势】恢复起势状态。

第七段：摇头摆尾去心火。

【起势】两腿分开，屈膝下蹲成马步，两手按在膝上，虎口向内（如图2-5-14）。

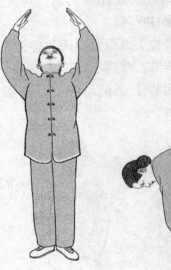

图2-5-12　　　　　　图2-5-13

【动作】

1. 上体及头向前深俯，随即在左前方尽量做弧形环转，头尽量向左后旋转，同时臀相应右摆，左膝伸直，右膝弯曲（如图2-5-15）。

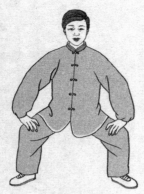

图2-5-14

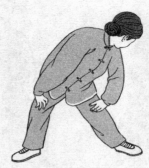

图2-5-15

2. 复原成起势姿势。

3. 上体及头向前深俯，随即在右前方尽量做弧形环转，头尽量向右后旋转，同时臀部相应左摆，右膝伸直，左膝弯曲。

4. 复原成起势姿势。

5. 如此反复16～20遍，可配合呼吸，头向左后（或右后）旋转时吸气，复原时呼气。

【收势】最后直立而收势。

第八段：背后七颠把病消。

【起势】立正，两手置于臀后，掌心向后，挺胸，两膝伸直（如图2-5-16）。

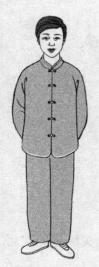

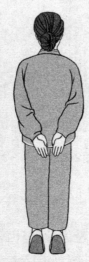

图2-5-16　　　图2-5-17

【动作】

1. 脚跟尽量向上提，头向上顶，同时吸气（如图2-5-17）。

2. 脚跟放下，着地时有弹跳感，同时呼气。

3. 如此反复进行16～20遍。

【收势】恢复成起势姿势。

以上八段锦，每一动作都能对身体某一局部起到一定的调养效果，通过局部调节整体，而且运动量不大不小，老弱咸宜，既可以强身防病，又能医疾治病，特别是对缓解更年期症状有独到效果。

········· ❋ **董老师在线答疑录** ❋ ·························

网友问题：请问，八段锦锻炼的时间有没有要求？

董老师解答：没有特别的要求，早晚都可以，只要避开饭后2小时内就可以。不过最好是早晚各一遍，而且一定要坚持下来，不能三天打鱼两天晒网。

保持子宫温暖，平稳度过更年期

大多数女性对"宫寒"这个词并不陌生，"宫寒"其实是中医学上的一个概念，直白地说就是"子宫寒冷"。子宫寒冷并不是说子宫腔内温度低，而是指子宫及其相关功能呈现严重低下的状态，犹如天空中没有了太阳。

寒暖是女性身体根基的指标。子宫温暖，体内气血运行通畅，按时盈亏，经期如常。如果子宫受寒邪困扰，血气遇寒就会凝结，身体的形貌不能保持，繁衍后代更无从谈起。

子宫是女人身体里最怕冷的地方，除了会导致不孕不育，身体最常见的表现就是痛经，然后是脸上出现黄褐斑或者经期延迟，接下来性欲也会降低。对于更年期女性来说，宫寒是一件很可怕的事情，它是多种更年期综合征的根源。因此，可以说保持子宫温暖是拥有舒缓式更年期的一个先决条件。

造成宫寒的原因很多。一方面与体质有关，如平日就怕冷、手脚容易发凉的女性，由于体内阳气不足，就易出现"宫寒"。另一方面也与不良的生活习惯关系密切，如有些女性特别爱吃冷饮、冬天着装单薄等。

对于更年期宫寒的女性，最好的方法就是在生活中加以调理，注意改变自己的不良生活习惯，避免吃生冷食物，少吃白菜、白萝卜等虚寒性的食物。在这里，我给大家总结了一些暖宫的方法，希望能有所帮助。

1. 多吃补气暖身的食物

例如核桃、枣、花生，让先天的不足由后天的高能量来补足，不用担心上火，宫寒体质属于火气不足，不容易出现火大体热的症状。

2. 用鲍鱼滋补

中医认为鲍鱼滋补清热，可以滋阴养颜、清肝明目，是女性最好的补品。过去太医院进贡给皇后妃嫔们的中药丸，调和时不像现在使用蜂蜜，而是用鲍鱼汁。所以宫寒女性应该经常给自己做些鲍鱼食物。

3. 宫廷暖宫羹

这道食物可以温暖下身的元阳之气，经常作为清代后宫嫔妃每月必食的药膳。材料为鹿茸粉0.5克、冬虫夏草1根、鸡蛋1枚、食盐少许，一起隔水蒸成蛋羹即可食用。长期吃可以调理子宫的寒气，比服药效果更好。

4. 健走

宫寒的女性多属于安静沉稳的人，运动过多时容易感觉疲劳。其实"动则生阳"，寒性体质者特别需要通过运动来改善体质。快步走是最简便的办法。步行，尤其是在卵石路上行走，能刺激足底的经络和穴位，可以疏通经脉、调畅气血、改善血液循环，使全身温暖。

5. 艾条温灸

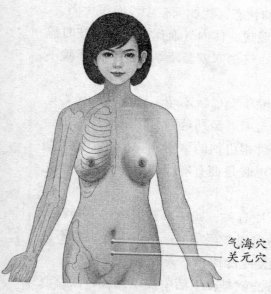

图2-5-18

气海穴
关元穴

这是要到医院进行的暖宫方法。中医师一般选取两个穴位：肚脐正中直下1.5寸处的气海穴、肚脐正中直下3寸处的关元穴（如图2-5-18）。用艾条每日熏烤30分钟，长期坚持就可以有效。

6. 做个豆袋，温暖子宫

如果不想去医院艾灸，那么自己也可以用豆袋来温暖子宫。准备500克黄豆，放入面口袋中，把装有黄豆的面口袋放入微波炉中，调到中间温度，转动3~4分钟即可，然后用温热的装有黄豆的面袋随时从腰部后面向骨盆方向推动，传送给它温暖。

❋ 董老师在线答疑录 ❋

网友问题：请问，如何判断自己是不是有宫寒的问题？

董老师解答：通常，宫寒的女性会有这样一些症状：其一，手脚冰凉。这就是宫寒的典型症状，由身体阳气虚衰、气血运行不畅所致。特别在入秋后，即使不停地喝热水，穿再多的衣服也不暖和。其二，黄褐斑、黑眼圈。因为宫寒容易导致气血凝结，表现在面部就是黄褐斑、黑眼圈。

其三，身材肥胖。因为子宫热量不足，为了维护自身生理功能，脂肪就充当起"护宫使者"，子宫越冷身体就越需要囤积脂肪，从而引起肥胖。除此之外，腰酸、气色差、尿频遗尿、性欲冷淡等也是宫寒的征兆。

循经拍打一分钟，从头到脚都年轻

有人说，八段锦的招式太复杂了，练不会、记不住，也坚持不下来，怎么办？这个问题只要学会循经拍打就解决了。

"拍打"是人们自我解除疲劳和疼痛的一种方法，也是古代导引、按摩中最简单的一种方法。它不仅可以促进气血循环、疏通经络、调节脏腑、放松肌肉、缓解疼痛、强壮筋骨，而且可以使瘀滞得到疏散、虚弱得到补益，有助于清除体内垃圾，排除毒素、调畅气血。

通过双手沿着经络的循行方向，从头到脚全身拍打一遍，立刻会觉得气血通畅、全身轻松。如果在每次健身结束后全身拍打一遍，非常有利于促进气血运行，并可达到事半功倍的效果，所以古代有专门的拍打功法。

拍打这种保健功法不仅操作简单，而且容易坚持，大约只需要一分钟就能完成，女性朋友不妨一试。

循经拍打具体方法：站立或者坐着，用两手轻轻拍打自己的身体。两手拍面部8拍→头部8拍→脖子+后背8拍→腰部8拍→臀部加两大腿外侧8拍→两小腿外侧8拍→两小腿内侧8拍→两大腿内侧8拍→腹部8拍→胸部8拍→左上臂内侧8拍→左前臂内侧8拍→左前臂外侧8拍→左上臂外侧8拍→右上臂内侧8拍→右前臂内侧8拍→右前臂外侧8拍→右上臂外侧8拍→胸部8拍→腹部8拍。

循经拍打动作要领：

1. 拍打时，两手尽量放松，运用腕力，用力要适中。

2. 拍打要按照上述的顺序进行，不应自己随便拍打。

3. 随时随地皆可，如果在每次练习健身结束之后，能够做一次拍打功，尤为惬意。

4. 如果能够配合我们专门为此做的音乐，拍打时跟着音乐的节奏和韵律进行，效果会更好。

循经拍打功，其拍打路线是根据中医经络理论中经络的循行路线和规律而编排。具体拍打路线是足三阳经→足三阴经→手三阴经→手三阳经，形成一个循环。所以，练习的时候应该按照这个次序和节奏进行。

中医的经络理论认为，人体的气血循着特定的路线和规律不断运行，而这些路线就是经络。经络不仅仅是气血运行的路线，也将身体的各个部分连成一个整体，经络联系着脏腑和人体体表的各种组织、器官。所以，刺激体表穴位、经络可以作用于身体内部的器官。同理，调理内在脏腑也可以改善体表各部的疾病和症状。从现代医学的角度来看，适当力度的轻轻拍打亦可起到保健、预防疾病的作用。拍打所产生的震动可以传导到肌肉的深部，舒缓肌肉紧张，从而促进血液循环及增加血管的柔韧性，有利于各种相关疾病的防治。

拍打头颈部可以通过震动来活跃大脑，有利于产生愉快的情绪，使人精神放松。可治疗头痛、头晕及脑供血不足等，对于更年期女性还有健脑和增强记忆的作用。

人体的胸背部分别有着丰富的胸壁神经和脊神经，支配人体运动及心肺功能。拍打胸背可以刺激胸背部皮肤和皮下组织、促使体内的血液循环加快，增强内分泌功能和免疫力，可防治各种呼吸道及心血管疾病或减轻症状，并能在一定程度上防止更年期女性肌肉萎缩。

拍打四肢和各个关节，通过震动可以使肌肉、关节得到适度的放松，并通过松弛肌肉、柔韧血管的作用，防治各种四肢、关节的不适症状如酸、痛、沉重、麻木、僵硬、活动不利等。

拍打腰腹部可以防治腰痛、腰酸、腹胀、便秘和消化不良等疾病。

所以我们说：循经拍打一分钟，从头到脚都年轻！

❋ 董老师在线答疑录 ❋

网友问题： 董大夫，除了拍打之外，是不是还可以拉拉筋，具体方法如何？

董老师解答： 正所谓"筋长一寸，寿延十年"，更年期女性的确可以用拉筋的方法来强身健体。不过，值得注意的是，年纪大了拉筋的目的可不是秀"一字马"，幅度和强度都要控制，要适可而止。至于具体的拉筋方法，我推荐选择比较舒缓一点的立式拉筋法——找到一个门框，双手上举扶两边门框，尽量伸展开双臂；一脚在前，站弓步，另一脚在后，腿尽量伸直；身体正好在与门框平行，头直立，双目向前平视；这种姿势保持站立3分钟，再换一条腿站弓步，也站立3分钟。

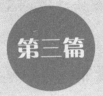

制订更年期健康管理计划

　　我经常告诉女性朋友，提前为更年期做准备，进入更年期之后就会少受罪。那么，具体应该从什么时候开始做准备，又该如何做准备呢？在这里，我明确告诉大家，最好从35岁就开始做准备，具体方法其实也并不复杂，只不过是在健康生活的基础上给自己多一份关爱。在这一篇里，我会教女性朋友们制订健康管理计划，让大家学会从35岁开始为更年期的到来做准备。

第一章
35岁，开始为更年期做准备

早做准备，更年期就少受罪

《黄帝内经》里有一句话："圣人不治已病治未病，不治已乱治未乱。病已成而后药之，乱已成而后治之，譬犹渴而穿井，斗而铸锥，不亦晚乎？"这句话的意思是说，疾病已经产生了才用药治疗，就像是口渴了才去掘井、战斗已经开始了才铸造武器一样，不是太晚了吗？

"不治已病治未病"是中医的精髓，它的意义在于能够在疾病的潜伏期及时发现，并防止它进一步恶化，使人体恢复真正的健康。唐代名医孙思邈所说"上工治未病，中工治欲病，下工治已病"也是同样的道理，即最高明的医生是在人还没有生病的时候，就发现苗头并及时调理，让人一直保持健康的状态。关于这番理论，还有一个有趣的故事。

春秋战国时期名医扁鹊，弟兄三人都是医生，但扁鹊的声誉是最高的。有一天，扁鹊为魏文王针灸，魏文王问他："你们兄弟三人到底哪一位医术最高？"扁鹊不假思索道："长兄最高，二哥次之，我最差。"魏王诧异。扁鹊接着说："我长兄治病于病发之前，一般人不知他是在为人铲除病源、防患于未然，所以他医术虽高，名气却不易传开，只有我们家的人才知道。我二哥治病，是治病于病情初起之时。一般人以为他只能治轻微的小病，所以他的名气只及于本乡里。而我治病，是治于病情严重之时，人们能看到我为患者把脉开方、敷药刺穴、割肉疗伤，我也确实让不少患者化险为夷，大家就以为我的医术比长兄高明。"魏文王说："你说得好极了。"

"不治已病治未病"这个理论同样也适用于更年期。当然，更年期是每个女人都会遇到的，我们不可能通过提前预防就让更年期不出现，早做准备，提前调理预防，目的是预防更年期综合征，让女性到更年期的时候少受点罪。

我本人也正处于更年期，但除了轻微的潮热之外并没有其他的毛病，很多同龄的人都感到奇怪，纷纷问我是怎么做到的，是不是有秘方。我告诉大家，其实只有一点，就是早在更年期到来之前我就已经为它做好了充分的准备。

那么，我都做了什么准备呢？首先，尽量每天都保持乐观、愉快的心情，这样能提高和协调大脑皮层和神经系统的兴奋性，令人精神饱满、精力充沛。其次，要有适当的运动，我的运动很简单，无非就是慢跑、游泳、骑自行车，不过我每天坚持运动1小时。最后，再配合一些健康的饮食，仅此而已。当然，如果真要说有一种秘方，那就是每天坚持喝五方茶。

有人问，早做准备没问题，但要早到什么时候呢？我告诉大家，早到35岁。为什么是35岁？因为女人的衰老是从35岁开始的。《黄帝内经》讲："四七，筋骨坚，发长极，身体盛壮；五七，阳明脉衰，面始焦，发始堕。"女人到28岁时，身体达到最旺盛的时段。我们都知道，盛极而衰，到了35岁时，阳明脉衰，也就是胃经衰弱，脸色开始发黄，同时出现生脱发的情况。

事实上，现代的医学也证明了这一点。女人35岁以前，女性卵巢功能就会达到巅峰期。所以我经常跟人讲，生孩子一定要在35岁以前，因为一过了35岁，卵巢功能便急剧下降。虽然这时经期还比较正常，一般人如果不是早衰也不会出现更年期症状，但已经要为更年期做准备了。

❋ 董老师在线答疑录 ❋

网友问题：董老师，我听了您的广播，知道我们女人从35岁开始就要为更年期做准备，可我现在已经42岁了，我感到非常后悔，是不是现在调理已经用处不大了？

董老师解答：其实不是这样的，您可千万不要灰心，更年期调养是任何时候都不算晚的，只不过调理的方法不同了，35岁有35岁的方法，42岁有42岁的方法，只要您主观上意识到了这个问题，采用合理的、科学的方法，都是可以调回来的。

养护卵巢，就是在为更年期买保险

我们已经知道，造成更年期的根本原因就是卵巢功能丧失，女性身体雌激素降低。因此，养护卵巢毋庸置疑是为预防更年期综合征做的第一步准备，也是最关键的一步。我们都接触过保险，保险有很多种，比如寿险、车险、健康险等，实际上，保险就是规避风险的一种手段，和养护卵巢是一个道理——为你的更年期规避风险。

那么，卵巢应该怎么养呢？以下几个小方法大家可以参考。

1. 饮食保养卵巢

《本草纲目》里记载了很多食物，如胡萝卜、牛奶、鱼、虾、大豆、红豆、黑豆等，它们都可为卵巢提供充足的营养物质。研究发现，每周吃2～3次鱼、虾的妇女，绝经年龄较晚；常年坚持喝牛奶的妇女，喝牛奶量较多、坚持时间越长，更年期来得越晚。

2. 拒绝久坐，不穿紧身内衣

现在很多女性都是上班坐着、回家躺着，运动的时间很少。殊不知，这样很容易使卵巢功能衰退。坐得太久，血都瘀积在小腹部位。流水不腐，老是不流动的腐血积压在盆腔，就会引发炎症。炎症上涌，脸上就会长斑。就算不至于发炎，不畅通的血堵在皮肤的毛细血管里，也会让肤色显得怪异。此外，要少穿塑身内衣，否则会影响卵巢发育，使卵巢受伤。

3. 按摩保养卵巢

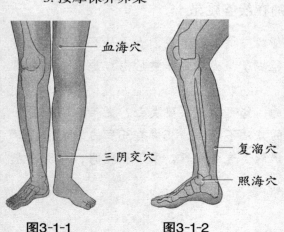

选定膝关节上的血海穴、踝关节上的三阴交穴（如图3-1-1），踝关节旁边的复溜、照海穴（如图3-1-2），足底的涌泉穴（如图3-1-3），

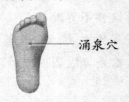

图3-1-1   图3-1-2   图3-1-3

下腹部的神阙穴、气海穴、关元穴等穴位（如图3-1-4），自己用食指在这些穴位上点按，每天2～3次，每次10～20分钟，可促进女性内分泌和生殖系统功能，有益于卵巢的保养。

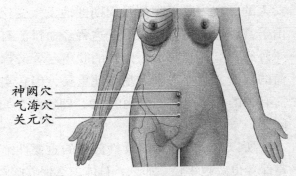

神阙穴
气海穴
关元穴

图3-1-4

4. 早生早育护巢

女性的最佳生育年龄为23～30岁，这时候生育不仅孩子健康，对女性也很有帮助。研究发现，第一次怀孕的年龄越大，绝经就越早。另外，选择母乳喂养对卵巢也有好处，通常女人哺乳时间越长，绝经的时间就越晚。当然，从孩子营养的角度来说，哺乳时间最好也别超过1岁。现代女性因为工作的关系，结婚生子的事推得越晚越好，30多岁才生第一胎的大有人在，而且生完孩子后拒绝母乳喂养的人也越来越多，这些都是造成卵巢早衰的原因。

❋ 董老师在线答疑录 ❋

网友问题：董老师，我是一名办公室白领，在网上看了您的文章，觉得很有道理，确实久坐对卵巢伤害很大，可是工作性质决定我必须每天坐在办公室，这可怎么办呢？

董老师解答：方法有很多种，我给你举几个例子，比如坐公共汽车上下班时提前两站下车步行，上楼时不乘电梯走楼梯，工作间隙站起来伸伸懒腰，趁上厕所的时间多走两步。别小瞧这些方法，它们真的很有效，不过前提是你要坚持下来，如果只有三分钟热度，那是没有用的。

子宫为娇脏，需要无微不至的关爱

我常跟大家讲，男人有五脏六腑，女人却有六脏六腑，多出来的这一脏器就是子宫。人类是以胎生的方式繁殖后代的，而人类胎儿生长发育的地方就是母亲的生殖器官——子宫。

为使新生命能在子宫中"安住"并从母体吸收足够的营养完成生长，

女人的子宫内膜必须每月周期性地发生变化。这期间，血液与破碎的黏膜由子宫腔经阴道排出。由于这种经血排流有规律性，一般每月一次，故称"月经"。月经对子宫内膜的脱落起着清扫的作用。尽管子宫作为孕育生命的摇篮，对女人来说是如此重要，但它实际上非常脆弱。据统计，与子宫有关的疾病竟占妇科病的1/2，即每两个妇科患者中，就有一人是子宫的问题。

所以，子宫保养对女性健康的重要性绝对不亚于卵巢保养。同样，子宫保养也要趁年轻。那么，具体怎么保养呢？我建议从以下几个方面着手。

1. 保暖是第一位的

按照《黄帝内经》中的阴阳观，女性属阴，所以，女人的生殖系统最怕冷。女人的很多阴道及宫颈疾病都是由于受寒导致的，特别是下半身的寒凉会直接导致女性宫寒，不仅造成手脚冰凉、痛经，还会引起性欲冷淡。而宫寒造成的瘀血，也会导致白带增多以及阴道内卫生环境下降，从而引发盆腔炎、子宫内膜异位症等。另外，中医还常说"暖宫孕子"，很多女人的不孕症就是宫寒造成的，只要子宫、盆腔气血通了，炎症消除，自然就能怀上宝宝。

2. 保持下半身血液循环畅通

紧身的塑身衣和太紧的牛仔裤会让下半身的血液循环不畅，也不利于女性私处的干爽和透气，而私处湿气太大，则容易导致真菌性阴道炎。

3. 适度性生活，注意房事卫生

适度的性生活能滋润阴道，可以看作是给私处的滋养，不过一定要注意房事卫生。女性的外生殖器黏膜外都有皱褶，在很容易滋生细菌。每次房事，女子阴道分泌的黏液都会粘在外生殖器上，阴道口的污物还会被带入阴道内，引起炎症。因此房事前后男女双方都应该清洗外生殖器，这是防止生殖道炎症，阻断各种传染病的重要措施之一。女性清洗外阴要注意大小阴唇间、阴道前庭部，阴道内不需要清洗。

房事前后还应各排尿一次。房事前排尿，可防止膨胀的膀胱受压带来不适，影响性生活质量。房事后也应排尿一次，让尿液冲洗尿道口，可把少量的细菌冲刷掉，预防尿路感染。女性因尿道比较短，一旦感染，容易上行引起肾盂肾炎。

4. 健康饮食

女人在饮食上要当"杂食动物"，保证每天至少吃4种水果和蔬菜，每周吃两次鱼，另外在早餐时摄取各类谷物和奶制品，适当补充纤维素、叶酸、维生素C和维生素E。

最后，要提醒女性朋友的是，保养子宫一定要避免做人流，因为它对子宫的伤害太大了。

健康小贴士

子宫出现疾病一般会在身体上传达一些特殊的信号。如果伴有下腹或腰背痛的月经量多、出血时间延长或不规则出血，则提示子宫肌瘤的发生；如果大小便困难，当大笑、咳嗽、腰背痛时出现尿外溢，这可能提示有子宫脱垂；如果月经周期间出血或者绝经后出血，这些症状有时提示有子宫癌；如果慢性、不正常的绝经前出血，可能为功能失调性子宫出血；如果下腹急性或慢性疼痛，有子宫肌瘤或者另外严重的盆腔疾病，如急性盆腔炎或子宫内膜异位症，应立即去看医生；如果月经量过多，导致贫血，这也可能是子宫肌瘤、功能失调性子宫出血、子宫癌或其他子宫疾病的症状。

❋ 董老师在线答疑录 ❋

网友问题：董老师，请问有没有产后子宫快速回缩的方法？

董老师解答：通常产后4周左右子宫就会自动回缩至产前水平，所以不必用特殊方法快速宫缩。如果一个月以后子宫颈还没有恢复到正常大小，可以试试猫步练习：双手双膝着地，背部平直，双手正好垂直于肩。向前蜷起一条腿，使膝盖触到前额，再将腿向后上方伸直，抬头伸长颈部，注意从头到脚跟形成一条直线，维持几秒钟，放下。交替做另一侧。如果6个月时仍无好转，比如用力咳嗽有小便失禁的现象，就应去看医生。

女子以肝为先天，养肝最当先

我记得曾经看到过一本书，叫《男人养肾，女人养肝》，觉得讲得非常有道理。对男人来说，五脏中最重要的就是肾，而女人最重要的则是肝。

清代叶天士在《临证指南医案》中曾提出"女子以肝为先天"的说法。这里的"先天"并非指"肾为先天之本"的"先天"，而是借代引申

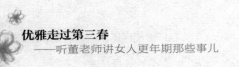

了"先天"的含义，是指肝功能在育龄妇女生理功能和病理变化中具有非常重要的意义。脾与肝有乘侮之制约关系，脾统血，脾胃为后天之本，气血生化之源。女人属阴，心事较多，肝气容易郁结，如果气血不畅就会直接影响到脾的运化和冲任功能，引发带下病及其他妇科病。

除此之外，肝藏血，血养筋，故筋是肝的精气所聚。若肝血充足，则筋脉得以滋养，筋健力强，四肢关节灵活、屈伸自如，就会给人以健美之感；若肝血不足，筋失所养，轻则关节屈伸不利，重则四肢麻木、筋脉拘急，甚至手足抽搐震颤、角弓反张等，自然有失健美。所以女人一定要养护好自己的肝，这样才能让自己时刻保持美丽的面容、优雅的姿态、健康的身心。具体方法如下。

1. 用好肝经，让肝气畅通

凌晨1~3点是肝经的气血最旺的时候，这个时候人体的阴气下降，阳气上升，所以应该安静地休息。另外，养肝气有个方法就是按摩肝经上的太冲穴（在脚背上大脚趾和第二趾结合的地方，足背最高点前的凹陷处，如图3-1-5）。那些平时容易发火着急，脾气比较暴躁的女性要重视这个穴位，每天坚持用手指按摩太冲穴2分钟，至明显酸胀感即可，用不了1个月就能感觉到明显的好转。

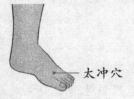
——太冲穴

图3-1-5

另外，再给大家推荐一个方法：用手掌直接按摩肝脏部位或者两肋。力度要大，可以以打圈的方式进行。每次10分钟，每周3次。可以疏肝解郁，行气活血，对于因为情志不舒和肝气郁结所造成的斑点极为有效。

2. 饮食养肝

养肝的食物有蛋类、瘦肉、鱼类、豆制品、牛奶等，它们不但能提供肝脏所需的营养，而且能够减少有毒物质对肝脏的损伤，帮助肝细胞的再生和修复。春季养肝宜多吃一些温补阳气的食物，例如，葱、蒜、韭菜是益肝养阳的佳品，菠菜舒肝养血，宜常吃。大枣性平味甘，养肝健脾，春天可常吃、多吃。

3. 注重精神调摄

肝主升发阳气，喜条达疏泄，恶抑郁。要想肝气畅通首要一条必须重视精神调养，注意心理卫生。如果思虑过度，日夜忧愁不解，则会影响肝脏的疏泄功能，进而影响其他脏腑的生理功能，导致疾病滋生。例如，春季精神病的发病率明显高于其他季节，原有肝病及高血压的患者在春季会加重或复发。所以，春季尤应重视精神调节，切忌愤然恼怒。

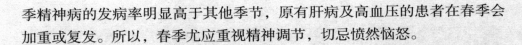

❋ 董老师在线答疑录 ❋

网友问题：董老师，我爱人今年49岁了，月经停闭1年，腰膝酸软，头晕耳鸣，胸胁乳房胀痛，经常闷闷不乐，爱哭不想说话，多疑多虑，特别爱叹息。请问应该怎么调理？

董老师解答：根据你所描述的临床表现，你爱人应该属于肾虚肝郁，调理以滋肾养肝、养血舒肝为主。建议先补充35天的雌激素，然后接着服用2周的鹿胎胶囊，同时配合饮用五方茶，饮食上以清淡为主，增加蛋白质、复合维生素、豆制品，平时鼓励她打太极拳或多慢走，多参加聚会，多和家人交流。

第二章
吃喝最重要——更年期健康饮食计划

吃喝都要根据体质来安排

现在大家对体质养生都不陌生，我曾遇到过不少热衷于各类养生的更年期患者，谈到中国人的9种体质更是如数家珍，平和体质、气虚体质、阳虚体质、阴虚体质、痰湿体质、湿热体质、血瘀体质、气郁体质、特禀体质，背得一字不错。可是，光会背还不行，还得会用。

更年期女性自然也遵循9种体质的普遍规律，因此在饮食调理上首先要遵循自己的体质特点，否则可能会适得其反，雪上加霜。经过多年临床经验，我总结了更年期女性体质养生的一些原则，谨供大家参考。

1. 气虚体质饮食原则

女性更年期突然变胖的人很多，通常人一胖就会导致气虚。而气虚的人一定要远离肥甘厚腻的食物，少吃精细加工的食物，这些食物虽然香味浓郁诱人，但此类人吃之后不仅会加重气虚，变得越来越胖，而且还容易上火，比如咽喉痛、口苦、尿黄、大便干结、口鼻热气等。这种情况下，饮食一定要清淡，最好吃一些甘温补气的食物，如粳米、糯米、小米等谷物都有养胃气的功效。山药、莲子、黄豆、薏苡仁、胡萝卜、香菇、鸡肉、牛肉等食物也有补气、健脾胃的功效。人参、党参、黄芪、白扁豆等中药也具有补气的功效。用这些中药和具有补气的食物做成药膳，常吃可以促使身体正气的生长。

2. 阳虚体质饮食原则

中医认为，脾胃消化食物，靠的是脾胃阳气，而冰冻寒凉最伤脾败胃，伤害阳气。寒凉食物还会影响血液流通，血脉不通，瘀血就会出现。饮食冰冻寒凉者，尤其女性，较为常见阳虚体质。此种体质的人应多吃有补阳作用的食品，如羊肉、鹿肉、鸡肉，根据"春夏养阳"的法则，夏日三伏，每伏可食羊肉附子汤一次，配合天地阳旺之时，以壮人体之阳。

3. 阴虚体质饮食原则

阴虚体质关键在补阴，而五脏之中，肝藏血，肾藏精，同居下焦，所以，以滋养肝肾二脏为要。在饮食上，应保阴潜阳，宜清淡，远肥腻厚味、燥烈之品；可多吃些芝麻、糯米、蜂蜜、乳品、甘蔗、鱼类等清淡食物，对于葱、姜、蒜、韭、薤、椒等辛味之品则应少吃。

4. 痰湿体质饮食原则

痰湿体质的人，一定要少食肥甘厚味，酒类也不宜多饮，且勿过饱。多吃些蔬菜、水果，尤其是一些具有健脾利湿、化痰祛痰的食物，更应多吃，如白萝卜、荸荠、紫菜、海蜇、洋葱、枇杷、白果、大枣、扁豆、薏苡仁、红小豆、蚕豆、包菜等。

5. 湿热体质饮食原则

湿热体质者要少吃甜食，少吃辛辣刺激的食物，少喝酒，不宜食用麦冬、燕窝、银耳、阿胶、蜂蜜、麦芽糖等滋补食物。比较适合湿热体质的食物有绿豆、苦瓜、丝瓜、菜瓜、芹菜、荠菜、芥蓝、竹笋、紫菜、海带、四季豆、赤小豆、薏苡仁、西瓜、兔肉、鸭肉、田螺等。

6. 血瘀体质饮食原则

血瘀体质的人饮食上可常吃桃仁、油菜、慈姑、黑大豆等具有活血祛瘀作用的食物。酒可少量常饮，醋可多吃。山楂粥、花生粥可以多吃。煲汤时还可适当放入些活血养血的中药，如地黄、丹参、川芎、当归、五加皮、地榆、续断、茺蔚子等。

7. 气郁体质饮食原则

女性因为性格的关系，气郁体质的比较多，抑郁是更年期较为常见的症状。这种人在平时可少量饮酒，以活动血脉，提高情绪。多食一些能行气的食物，如佛手、橙子、柑皮、荞麦、韭菜、茴香菜、大蒜、火腿、高粱皮、刀豆、枸橼等。

8. 特禀体质饮食原则

特禀体质主要指身体易发生过敏，这类体质的人应尽早发现过敏源，然后加以规避。至于平和体质的人身体很健康，保持一日三餐正常的饮食习惯就好。

健康小贴士

9种体质各有其特征，依据以下描述可以进行辨别。

平和体质：面色、肤色润泽，头发稠密有光泽，目光有神，鼻色明润，嗅觉通利，唇色红润，不易疲劳，精力充沛，耐受寒热，睡眠良好，胃纳佳，二便正常，舌色淡红，苔薄白，脉和缓有力。

气虚体质：平素语音低弱，气短懒言，容易疲乏，精神不振，易出汗，舌淡红，舌边有齿痕，脉弱。

阳虚体质：平素畏冷，手足不温，喜热饮食，精神不振，舌淡胖嫩，脉沉迟。

阴虚体质：手足心热，口燥咽干，鼻微干，喜冷饮，大便干燥，舌红少津，脉细数。

痰湿体质：面部皮肤油脂较多，多汗且黏，胸闷，痰多，口黏腻或甜，喜食肥甘甜黏，苔腻，脉滑。

湿热体质：面垢油光，易生痤疮，口苦口干，身重困倦，大便黏滞不畅或燥结，小便短黄，男性易阴囊潮湿，女性易带下增多，舌质偏红，苔黄腻，脉滑数。

血瘀体质：肤色晦暗，色素沉着，容易出现瘀斑，口唇暗淡，舌暗或有瘀点，舌下络脉紫暗或增粗，脉涩。

气郁体质：神情抑郁，情感脆弱，烦闷不乐，舌淡红，苔薄白，脉弦。

特禀体质：常见哮喘、风团、咽痒、鼻塞、喷嚏等；患遗传性疾病者有垂直遗传、先天性、家族性特征；患胎传性疾病者具有母体影响胎儿个体生长发育及相关疾病特征。

❋ 董老师在线答疑录 ❋

网友问题：我是气郁体质，不爱和人说话，经常一个人生闷气，请问有什么方法可以解决吗？

董老师解答：我有一个小方法你可以试一下，就是指压肩外俞穴和手三里穴（如图3-2-1）。肩外俞位于背部第一胸椎和第二胸椎突起下旁开3寸，指压此处能够行气化郁，使体内血液流畅，如果你有耳鸣的话，也可以一并调治。指压时要保持深吸气状态，用手刀劈。在劈的同时，由口、鼻吐气，如此重复20次。手三里位于手肘弯曲处向前3指，要领同前，重复10次，指压此处对有安神的功效。指压上述两穴时，最好先将手搓热。

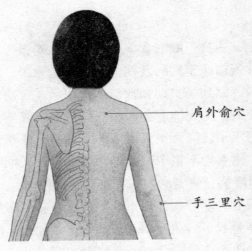

肩外俞穴

手三里穴

图3-2-1

一日三餐饮食方案——"3+2+1"

谈到饮食，最重要的自然是一日三餐。我经常对大家说，把每天这三顿饭吃好了，你的健康也就有了保障。最近有人提出，一日三餐改为两餐更健康，甚至有不少中老年人听信了这种理论，早上吃一顿，中午两三点吃一顿，晚饭就不吃了，结果对身体造成了严重的伤害。一日三餐是我们老祖宗经过几千年生存经验总结出来的结晶，是最符合人体生理需要的饮食结构，怎么能轻易推翻呢？

那么，这一日三餐应该怎么吃呢？有一种说法认为，按食量分配，早、中、晚三餐的比例为3：4：3最科学，如果某人每天吃500克主食，早上和晚上应该各吃150克，中午吃200克比较合适。这种说法我也认同，不过这是针对青壮年的饮食方案，大家白天上班，热量消耗最大的时间段是白天，所以中午一定要多吃一点，才能及时补足能量。然而，对于更年期女性来讲，都已经到了即将退休的年龄，或者已经退休，白天活动强度相对要小得多，所以三餐的比例要适当调整。我们经过大量的临床观察以及研究论证，发现更年期女性的三餐比例为3：2：1更为健康与合理。

为什么早餐吃得最多，是午餐和晚餐总量之合？这是因为经过一夜的睡眠，血糖消耗过多，早晨起床后，体内血糖处于最低水平。因脑部及人体各脏器的活动均依赖于葡萄糖的供给，若不吃早餐，则会影响脑部和各脏器的正常活动。

在饮食选择上，主食一般吃含淀粉的食物，如馒头、豆包、面包等，还要适当增加些含蛋白质丰富的食物，如牛奶、豆浆、鸡蛋等，再配一些小菜。这样的早餐，做到了主副相辅、干稀相承，会使体内的血糖迅速升高到正常，从而使人精力充沛。如果不吃早餐或早餐质量很差，在上午10点钟不到时，血糖水平已降至正常以下，尤其是上了年纪，就会感到体力不支，头晕乏力，注意力不集中。另外，据统计，长期不吃早餐或早餐不讲究者，胃炎、胃溃疡、胃癌的发病率相对要高得多。

午餐有着"承上启下"的作用，既要补充早餐后至午餐前约4～5小时的能量消耗，又要为下午3～4的小时活动做必要的营养储备。如果午餐不吃饱、吃好，人往往在下午3～5点的时候出现明显的低血糖反应，表现为头晕、嗜睡，甚至心慌、出虚汗等，严重的还会导致昏迷。对更年期女性来说，午餐的量可以比早餐少一些，但营养一定要全面，最好是主食、蔬菜、肉类、水果都吃一点。有的人中午就吃一碗面，结果导致蛋白质、脂肪、碳水化合物等三大营养素的摄入量不够，尤其是一些矿物质、维生素等营养素更易缺乏。另外，由于面食会很快被身体吸收利用，饱得快也饿得快，很容易产生饥饿感。更有甚者，中午的正餐仅以水果代替，后果就更严重了。

至于晚餐，吃得少一些已经是大家的共识了。晚上人们睡觉休息，身体活动量降到最小值，同时，身体在生理状态下也与白天不同。如果晚餐摄入过多的营养物质，时间长了，体内脂肪越积越多，人体就会发胖，还会增加心脏负担，不利于健康。晚餐吃得太饱，还会出现腹胀，影响胃肠消化器官休息，引起胃肠疾病。古人言："饮食即卧，不消积聚，乃生百疾。"所以，晚餐要少吃一些，以吃含脂肪少、易消化的食物为佳。

---------------------------- ❋**董老师在线答疑录**❋ ----------------------------

网友问题： 请问董老师，一日三餐最佳饮食时间是什么时候呢？

董老师解答： 早餐一般在7点半左右，这时胃肠道已经完全苏醒，消化系统开始运转，吃早餐最能高效地消化、吸收食物营养。午餐建议在12点半左右，此时是身体能量需求最大的时候，肚子咕咕叫就是在提醒大家要吃午餐。对于很多人来说，午餐时间都比较赶，我建议大家一定要注意细嚼慢咽，否则不易消化。晚饭最好安排在晚上6～7点，如果吃得太晚，过不了一会儿就该睡觉了。食物消化不完就睡，不仅睡眠质量不佳，还会增加胃肠负担，也容易诱发肥胖，导致多种慢性病。

饮食搭配：一口肉，两口饭，五口菜

我经常跟大家讲，更年期保健的一个最大原则就是"管住嘴，迈开腿"。据我多年来的观察，一般上了年纪的人"迈开腿"都能做到，退休后闲着没事就去公园里溜达锻炼，"管住嘴"却不容易做到。

现在处于更年期的人群，年轻时经济条件一般都比较差，几乎是只有过年时才能吃上几顿肉，这些年条件好了，鸡鸭鱼肉吃得没有节制。再加上儿女孝顺，各种营养品、保健品往家里搬，结果就吃出毛病来了。

怎么吃饭才健康合理呢？很简单，就3句话：一口肉，两口饭，五口菜。

我说的"管住嘴"，并不是说一口肉也不能吃，而是要少吃。为什么要少吃？因为更年期女性脾弱明显，食物消化较为困难，肉吃多了常有饱胀感；阴虚易生虚火，又往往气郁生痰，从而引发各种老年疾病，出现气、血、痰、郁的"四伤"症候。

当然，有些更年期女性对肉食畏之如虎，这也是大可不必的，在吃肉时只要掌握这样一个原则：量少，多样化。由于猪、牛、羊、鸡的内脏胆固醇含量高，大家尽量不要碰，除此之外都可以涉猎，尤其是瘦肉，可以每天吃点，一二两足矣。另外，烹饪方式最好用炖的，炖肉鲜嫩柔软，更年期女性的咀嚼功能大多衰退，炖肉较为适宜。采用炖食的方法，饱和脂肪酸可减少30%～50%，不饱和脂肪酸则有所增加，胆固醇含量下降，营养更好。

在吃肉时一定也要吃蔬菜，肉与蔬菜之比最好为1：5，也就是前面说的"一口肉，五口菜"。肉与蔬菜的合理搭配有利于体内的酸碱平衡，因为肉、蛋等食品均属于酸性食品，蔬菜、海带、茶、水果多属碱性食品，更年期女性多吃蔬菜可以防止神经痛、高血压、动脉硬化等疾病。主食、蔬菜中的蛋白质和肉类中的蛋白质不但能起到互补作用，还可以提高肉类蛋白质的营养价值。蔬菜能提供人体所需的微量元素和维生素，特别是胡萝卜素和维生素C，补充膳食中的纤维素，促进胃肠蠕动，有利于排泄。

当然，有了肉和菜，主食也不能少。米饭以及面食的主要成分是碳水化合物，而碳水化合物是我们身体所需的主要"基础原料"。在合理的饮食中，一个人所需要的总热能的50%～60%来自于碳水化合物。如果我们每顿都只吃肉和菜，那么就摄取不到足够的碳水化合物来满足人体的需求，长此以往，人就会营养不良，疾病也会不请自来。至于饭的比例，就是前面所说的。

除此之外，更年期女性由于上了年纪，牙齿常有松动和脱落，咀嚼肌变弱，因此，要特别注意照顾脾胃，饭菜要做得软一些、烂一些。更年期女性对寒冷的抵抗力差，如吃冷食容易引起胃壁血管收缩，供血减少，并反射性引起其他内脏血循环量减少，不利健康。因此，饮食应稍热一些，以适口进食为宜。有些人习惯于吃快食，不完全咀嚼便吞咽下去，久而久之对健康不利，应细嚼慢咽，以减轻胃肠负担，促进消化。

※ 董老师在线答疑录 ※

网友问题：请问，到了更年期应该多吃哪些蔬菜？

董老师解答：菜花，其中含有丰富的维生素可防治消化道溃疡，提高人体的免疫力，还有抗衰老、缓解更年期骨质疏松症状的功效。菠菜，具有养血止血、敛阳润燥、开胃通肠的功效，并富含胡萝卜素，能增强抵抗疾病的能力，可减轻更年期慢性疲劳的症状，丰富的维生素E还有抗衰老的作用。芹菜，含钙较高，可预防更年期骨质疏松症，并且能降血压、降血脂，有镇静和保护血管等功效。大白菜，粗纤维能增加胃肠的蠕动，可防止便秘，丰富的钙质可防治更年期骨质疏松，还能抗癌和防治糖尿病。百合，有润肺止咳、清热止渴、宁心安神的功效，适用于治疗更年期出现的咳嗽、失眠多梦等病症，对皮肤癌、乳腺癌等有明显的疗效，也有抗衰老的作用。

更年期女性餐桌：多豆、多黑、少盐

更年期对一个人的生理具有很大的影响，以中医理论来说，更年期的诸多症状，包括情绪暴躁、失眠、心悸、精神恍惚、频尿、盗汗、面潮红等，都是因肾气虚损、精血不足、阴阳失调所致。因此，更年期女性在饮食上应该多注意补肾。

更年期补肾，我给大家一个原则，那就是"多豆、多黑、少盐"。

我去买菜的时候经常遇到一位卖菜的郭大姐，她是一位普通的农村妇女，从小身子骨就弱，到了更年期就变得更差了，没有力气干重活，只能在旁边帮丈夫收个账。有一次我们聊天，她就向我诉苦。我发现她的停经时间比较早，现在更年期症状还比较明显，经常头晕头痛，时不时冒虚汗，而且有时候心里烦得要命，常常有和人吵一架的冲动。

这家人的条件比较困难，去医院看病都舍不得，更别说用闲钱去买保健品了。我看他们家菜摊子旁边就是卖豆腐的，那家的豆腐又嫩又实惠，就建议她每天吃一块豆腐，坚持吃个半年试试。虽然经济拮据，但这豆腐还是吃得起的，结果这一吃还真吃上了瘾，几个月下来，身上那些小毛病全都消失了，而且也能帮丈夫干一些重活了。

大家可能感到很奇怪，为什么吃豆腐能在一定程度上缓解更年期综合征呢？原来，豆制品中含有一种叫作大豆异黄酮的雌激素。科学研究表明，相对豆浆、豆芽、豆豉而言，豆腐的大豆异黄酮含量是最高的。调查研究显示，平时多吃豆制品，能够使更年期综合征的发病率降低90%左右。不过，这个办法毕竟缓慢，在更年期到来之前就开始有意识地进食豆制品最有效。如果症状严重的话，还是需要做系统的调理。

健康小贴士

生豆浆中含有皂苷、胰蛋白酶抑制物等有毒物质，只有在100℃的高温下煮沸才能完全消除毒性，否则会影响蛋白质的正常代谢，并刺激胃肠道，引起恶心、呕吐、腹泻等中毒症状。需要注意的是：当生豆浆加热到80～90℃的时候，常出现大量泡沫，许多女性误以为此时豆浆已经煮熟。实际上这是一种"假沸"现象，此时的温度还不足以破坏豆浆中皂苷等有害物质。应在出现"假沸"现象后继续加热3～5分钟，待泡沫完全消失方可。此外，在煮的过程中还必须敞开锅盖，因为只有这样才能够使豆浆中的有害物质挥发掉。

说完了"多豆"，接下来就要谈谈"多黑"了。中医讲究五行五色五脏相对应，肾五行属水，对应的颜色便是黑色。在日常的生活之中，我们可能听到譬如面色发黑等，出现这类疾病的人大多与肾有关。更年期女性有一个显著的特点就是易怒、动火。在医学上看来，肾肝相连，肾水不足，肝失保养，肝火失控，易怒动火。因此，更年期女性的各种症状的根源往往在于肾，补黑，就是要摄入一些黑色的食物，比如黑芝麻、黑枣、黑米等。

我认识一位老中医，曾经用黑米治疗他老伴的更年期综合征。黑米是一种既能食又能用的大米，属于糯米类。我国的大多数地方都能生产黑米，著名的有陕西、湖南的黑米。说黑米"能食"是因为它可以作为主食，"能用"是因为它能补身。这位老中医的老伴在年轻时脾气非常好，但到了更年期就像变了一个人似的，动不动就发火、生气。他认为老伴发生这种变化，根源是肾亏虚，于是每天取些许黑米洗净后放入锅中，加入清水温煮，待粥变稠时加入红糖稍煮片刻就可以食用。方法既简单又实用，在坚持了3年以后，老伴明显没有原来那么易怒了。这只是黑米的简单用法，有条件的可以试试其他如黑芝麻枣粥、黑木耳之类的补肾食物。

最后再说"少盐"。虽说人不可一日无盐，但对于盐的食用也得有所区分，尤其是更年期的女性不能吃太多的盐。有些更年期女性，因为上了年纪味觉退化，于是就容易口重，做菜的时候就会多放盐，殊不知更年期女性的内分泌会发生改变，水盐代谢紊乱，水和氯化钠等无机盐的摄入量和排出量达不到平衡，容易引起水肿，甚至进一步引起血压升高，因此用盐量宜尽量控制，以淡盐、青蔬为主。在正常的饮食中，每天大约摄入6克的盐，处于更年期的女性则以5克左右为宜。

民以食为天，处于更年期的女性更要在食物的摄取上有所甄别，遵循"多豆、多黑、少盐"的原则会帮助女性更好地度过更年期，也会省去因更年期带来的一些不必要的麻烦。

✿ 董老师在线答疑录 ✿

网友问题： 董老师，平时多喝点豆浆是不是也可以有效缓解更年期的症状？

董老师解答： 是这样的，不过喝豆浆时要注意两点，一是不能空腹喝。空腹喝豆浆，豆浆里的蛋白质大都会在人体内转化为热量而被消耗掉，不能充分起到补益作用。喝豆浆的同时吃些面包、糕点、馒头等淀粉类食品，可使豆浆内的蛋白质等在淀粉的作用下，在胃液中充分地发生酶解，使营养物质被充分吸收。二是喝豆浆时不要吃鸡蛋。很多人以为豆浆加鸡蛋会更有营养，殊不知，鸡蛋中的蛋清会与豆浆里的胰蛋白酶结合，产生不易被人体吸收的物质。

饮水有法，喝出健康更年期

饮食，饮食，先饮，后食。所以说，喝水这个事也很重要。也许你又纳闷了，不就是喝个水嘛，倒杯子里就喝呗，还有什么讲究吗？实话告诉你，这喝水还真有讲究，你喝得对了，才能养生又延寿。

那么，更年期女性应该怎么喝呢？

第一，晨起痛饮一杯水。

早晨醒来，首先喝一大杯凉开水或温开水，最好一饮而尽。因为，你的身体已经七八个小时滴水未进了，血管内的血液正渴望着补充新鲜水分。早晨的这杯水对保护你的健康非常有益。人体经一夜睡眠，因排尿、呼吸、出汗、皮肤蒸发，体内的水分消耗很多，血液黏稠度增高、血容量减少、血流速度减慢、新陈代谢产生的废物毒素滞留体内不易排出。在这种状态下开始一天的活动，对身体是非常不利的，甚至会诱发心肌梗死和脑卒中。而晨起空腹一杯水，它如一股清泉，很快使血液得到稀释、血液黏稠度下降、血流通畅，组织细胞得到水的补充，废物毒素得以顺畅排出，身体"苏醒"了，便能以良好状态迎接新的一天的到来。

第二，未渴先饮抗衰老。

水是最好的药，身体缺水是许多慢性疾病的根源。人体血液的80%由水分组成，血液缺了水，会使血管加厚、变窄、没有弹性，血液黏稠，还能引起脑萎缩、心肌梗死、心衰等，如能保持血液不缺水，就会大大减少血管病，减少早亡率。总之，人体的一切生理活动都离不开水，要及时足量补水，就是不渴也要喝水，一旦等到渴的时候再补水就已经晚了，此时人体很多器官可能已经受到脱水的伤害了。

水还是最好的排毒工具，也是最好的抗衰液。皮肤的水分主要来自体内，体内的水分主要靠饮入，体内有充足的水分才能保证皮肤光滑有弹性，皮肤如果缺水，就会显得晦暗、皱缩、弹性下降。此外，脸部经常暴露在外，受风雨、冻晒刺激最多，水分损失也就最严重，天长日久缺水会致皮肤早皱、眼早花、发早脱。如能及时补足脸部水分，可使脸部湿润柔嫩，青春常在。

第三，会喝看不见的水。

看不见的水就是隐含在食物中的水。食物也含水，比如米饭，其含水

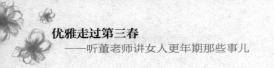
量达到60%，粥的含水量就更高了。蔬菜水果的含水量一般超过70%，即便一天只吃500克果蔬，也能获得300～400毫升水分。所以要充分利用三餐进食的机会来补水。此外，常食一些利水食物，即能增加身体水分排泄的食物，如西瓜、咖啡、茶等。

第四，矿泉水要常喝。

矿泉水中含有多种无机盐，如钙、镁、钠等，能健脾胃、增食欲，经常饮用能使皮肤细腻滑润。

-----------------------❋ **董老师在线答疑录** ❋-----------------------

网友问题：请问，每天喝多少水才够呢？

董老师解答：一般说来，健康的人体每天消耗2～3升水，这些水必须及时补充，否则就会影响肠道消化和血液组成。因此建议每天至少喝2升水，相当于8杯水。天热的时候适量增加，喝4升水也不为过，而那些爱运动、服用维生素或正在接受治疗的人，更应该多喝水。

分门别类，董老师教你选择保健品

我们知道，做好滋补调养是离不开保健品的，就像保健离不开运动一样。但是如果你缺乏正确选择保健品的知识，到药店或者保健品专卖店去看一下，立刻就会被琳琅满目的保健品搞得晕头转向，加之很多售货员的推荐和介绍，大多数时候都是买了一些和自己的需求不符的产品，回家后放着慢慢过期或者送人。

也有一些人因为舍不得浪费，既然买了就勉强服用，不但对身体没有好处，有的还引起了不必要的损害。所以在选择保健品时，对保健品一定要有全面的了解。目前市场上的保健品可以分为4类。

第一类：营养型保健品。

营养型保健品需要长期服用，没有明确的功效，如蛋白粉、蜂王浆、维生素等。它们的功效主要是补充人们在膳食中不能得到或者摄入量不足的营养素，然后通过人体对营养素的利用，再合成人体需要的物质。营养型保健品是人体必不可少的必需物质，但是它的针对性不强，作为日常保健可以，对处于某一阶段、需要特殊保养的人群如40岁以后的女性就没有效果了，只能作为辅助产品来使用。同时营养型保健品必须在医生或者健康管理师的指导下使用，营养过剩容易给身体造成损害。

第二类：强化型保健品。

强化型保健品也属于补充类保健品，与营养型保健品相比，它可以做到根据身体按需补充，但是不能防止流失，过度使用对身体有害，如钙、铁、锌、硒等。按照中医的理念来讲，它是治标的，不治本。我们以补钙为例，一个人为什么会缺钙？是肾功能下降，也就是肾虚导致的。肾虚的人骨骼里的钙不能有效地留在骨骼里，钙经常会从骨骼中流失到血液中，并从尿液中排出体外，导致人体缺钙，接着发生骨质疏松。使用补钙的保健品虽然可以补钙，而且补了以后明显见效，症状也明显改善。但是你会发现，如果你不再服用，过一段时间就会回到原来的状态，缺钙的问题又来了，不能解决根本的问题。如果长期用下去，有的能引发胆结石、肾结石和尿路结石。

所以，强化型保健品必须在身体条件比较好的情况下使用才能产生好的效果。对于40岁以上的女性骨质疏松的问题，我们一再地强调：先补脾，解决钙的吸收问题；再补肾，解决钙的存留问题；最后补钙，骨质疏松的问题才能够真正得到解决。

第三类：功能型保健品。

功能型保健品主要是对身体的某一个脏器起调节或者治疗作用，如甲壳素、深海鱼油、卵磷脂等。这类保健品具有针对性，针对我们身体内脏的某个器官进行调节，但缺陷是功效过于单一，而且过度服用会产生依赖性。如深海鱼油，它有软化血管的功能，因此可以降低血压。但是，引发高血压的原因很多，比如血液内过氧化物太多、肝脏解毒能力不强、血脂太高、肾虚对血压的调节不灵敏等都是引起高血压的原因，而深海鱼油只针对其中的一个原因（降低低密度脂蛋白胆固醇），但无法从根本上控制高血压。

相比营养型保健品和强化型保健品泛泛的作用，功能型保健品的功效又进了一步，它可以做到改善脏器功能，快速消除症状，解决一些亚健康问题。但是，功能型保健品也是问题最多的保健品，由于本类保健品都是直接补充人体固有成分，只能针对某个单一脏器，而不针对整个系统，因此很难做到各脏器之间的协调和平衡，不能解决根本问题。长期或大量使用，还会打乱脏器和系统之间的平衡，引发疾病。所以在使用量和使用时间上有着严格的要求，如果使用的量过大，就会使人体产生负反馈作用，导致人体自身的功能快速减退，产生依赖性。例如益生菌如果使用量过大，就会造成人体自己产生益生菌的能力下降，一旦停用就会使病情反复。功能型保健品如果使用时间过长，还会给身体带来严重的影响，例如羊胎素中含有雌激素，如果使用时间过长，可能诱发子宫肌瘤、子宫内膜异常增厚、子宫内膜不规则出血等疾病，或者使这类疾病加重，比如子宫肌瘤快速增大等。所以这类保健品不可以长期使用，也不可乱用，必须在医生的指导下使用。大家都会发现，对于这类保健品，说明书上都有禁忌证和使用时间的说明。

第四类：功能因子型保健品。

功能因子型保健品是目前比较高级、比较好的保健品，与第一类、第二类保健品相比，它有一个特点：复方搭配。对中医比较了解的朋友一定知道"君、臣、佐、使"这几个词，一服完整的中药都有好几种成分，有的中药甚至有好几十种成分，这些成分按照"君、臣、佐、使"配伍的原理进行复方搭配，各自发挥不同的功效，同时又互相制约单一药材的不良反应，达成协同作战的效果。我们都知道，中药不但可以治疗慢性病，还可以对人体进行调养，达到治养结合的目的，就是因为中药是复方搭配的药物。

其实这一类型的保健品，已经模糊了保健品和药品的界限，它的独特之处在于选用药食同源的药材，以药物的标准选择原料，这就使原料的质量有了保证，这一点非常重要。过去有很多使用天然原料的保健品，比如来自牛骨或贝壳的钙制剂，由于是天然原料，钙的吸收问题解决了，但是污染问题无法解决，长期食用会导致人体内重金属含量超标。而功能因子型保健品选用的均为药食同源的原料，这样既有药物的调节治疗作用，又减弱了药物的不良反应，比中药安全得多。这就是中医所说的"食疗"，是中医用药的上上之品，一般有经验的老中医，在治疗重病之后，或者调养亚健康患者的时候，都会选择食疗的方法。

❋ 董老师在线答疑录 ❋

网友问题：董老师，请问服用保健品是单一好呢，还是多种混合搭配服用比较好呢？

董老师解答：这要根据你自身的体质，我反复跟大家强调，保健品是不能随便乱吃的，并不是吃了就"有病治病，无病强身"。中医讲阴阳平衡，我们进补是为了达到身体阴阳的平衡。有的人吃了鹿茸会流鼻血，引起牙齿出血以及发内热；有的人吃了人参会胃部胀闷，很长时间不想吃东西，甚至有时会发生人参中毒现象。这就是乱补的结果。所以，保健品怎么吃，还是要专业的人根据你的体质来决定，并不能说单一好，还是混合搭配好。

送给更年期女性的营养食谱

女性到了更年期，身体的衰老是不可避免的，想要延缓衰老，平稳度过更年期，最好的办法还是通过饮食来调理。其实，很多常见的食物都有非常好的食疗效果，对缓解女性更年期综合征特别有益。在这里，我给大家推荐一些这样的美味佳肴。

1. 灵芝糯米粥

【材料】糯米、灵芝各50克，小麦60克，白砂糖30克。

【做法】首先把糯米、小麦、灵芝洗干净，再将灵芝切成块，放到砂锅里，加500毫升水，用小火煮，直到糯米、小麦熟透为止，最后加上白砂糖即可食用。每天1次，一般服5～7次就会见效。

【功效】滋补强壮，安神，补中，补心益气，对高血压、高脂血症、神经衰弱等都有辅助疗效。

2. 甘麦大枣粥

【材料】大麦、粳米各50克，大枣10枚，甘草15克。

【做法】先煎甘草，去渣，后入粳米、大麦及大枣同煮为粥。每日2次，空腹食用。

【功效】具有益气安神、宁心美肤的功效。

3. 牛肉炖黄花菜

【材料】牛腩500克，黄花菜100克，料酒、葱、姜、香菜、红辣椒、盐、味精、胡椒粉、高汤各适量。

【做法】黄花菜入水浸泡一会儿，除去老根；牛腩洗净切成小方块，入沸水中焯透，捞出控水。牛腩放入盆中，加料酒、香菜、红辣椒、葱、姜、高汤入蒸笼蒸一个半小时后取出，然后放入炒锅中，拣出葱、姜、香菜、红辣椒。炒锅置火上，烧开后下入黄花菜炖10分钟左右，加盐、味精、胡椒粉调味即可。

【功效】此汤对更年期肾阳虚的症状，如月经量突然增多且色淡、面色晦暗、精神萎靡、腰痛阴坠等有疗效。

4. 天麻炖乌鸡

【材料】乌鸡500克，天麻30克，葱丝、姜末、盐、料酒、味精各适量。

【做法】乌鸡用开水焯过，除去腥气。把葱丝、姜末和天麻塞进乌鸡肚子里。将乌鸡放进砂锅里炖，加上盐、料酒、味精调味，炖至鸡肉熟烂即可。

【功效】天麻对头痛、头昏、眩晕、偏头疼等症状有很好的治疗作用，而乌鸡有舒筋活血、调节内分泌的作用，对女性平稳度过更年期非常有帮助。

5. 核桃鳕鱼

【材料】鳕鱼400克，核桃2个，葱丝、姜丝、盐、红辣椒丝、料酒各适量。

【做法】鳕鱼治净；核桃仁取出，切成碎末状。鳕鱼放入盘内，上铺葱丝、姜丝、红辣椒丝，再撒上核桃末，放入锅中隔水大火蒸约10分钟。把盐和料酒加在蒸好的鳕鱼上，再用大火蒸4分钟，取出即可。

【功效】核桃仁和鳕鱼组合，能改善更年期女性心烦焦躁的状态，对便秘也有一定的改善作用。

6. 莲子百合汤

【材料】干百合50克，干莲子75克，冰糖75克。

【做法】百合浸泡一夜后冲洗干净，莲子浸泡4小时后冲洗干净。将百合、莲子放入清水锅中，武火煮沸后，改文火再煮半小时左右，加冰糖调味即可食用。

【功效】百合润肺清心，可止咳、安神；莲子养心安神，帮助睡眠。此汤能有效缓解女性更年期烦躁易怒、心神不安的症状。

7. 冬瓜海带鸭骨汤

【材料】鸭骨500克，海带100克，冬瓜100克，四季豆、玉米棒、陈皮、精盐各适量。

【做法】鸭骨洗净切块，放入沸水中余烫捞出。冬瓜去皮切块，海带洗净打结，四季豆择洗干净。玉米棒洗净，切成小段；陈皮浸软，刮去瓤。砂锅内加适量清水煲滚，下入所有原料煮20分钟后，再转至小火煲2小时，放精盐调味即可。

【功效】此汤有健脾和胃、解毒利湿的功效，适用于缓解更年期女性白带增多等问题。

8. 鲫鱼豆腐汤

【材料】鲫鱼1条，豆腐300克，绍酒、葱花、姜片、盐、味精、湿淀粉各适量。

【做法】将豆腐切成5毫米厚的薄片，用盐水渍5分钟，沥干备用。鲫鱼去鳞和内脏，抹上绍酒，用盐腌10分钟左右。器皿中放色拉油加热，爆香姜片，将鱼两面煎黄后加适量水，文火炖25分钟，再投入豆腐片，用味精、少许盐调味后，下少许湿淀粉勾薄芡，并撒上葱花。

【功效】鲫鱼是高蛋白、低脂肪的食物，对头晕、失眠等症有一定的食疗效果。

9. 牡蛎紫菜汤

【材料】牡蛎50克，紫菜少许，盐、葱段、红油各适量。

【做法】把牡蛎洗净，入沸水锅中氽熟捞出，控干水分，氽牡蛎的水留下备用。锅内加适量氽牡蛎的水烧开，放入牡蛎、紫菜，再开锅后，加入盐调味，撒上葱段，淋少许红油即成。

【功效】牡蛎营养丰富，有强健骨骼的作用。紫菜中含有碘、钙、铁和膳食纤维等，能有效缓解更年期的各种不适症状。

10. 山药桂圆粥

【材料】山药100克，桂圆10个，大米100克，精盐、味精各少许。

【做法】把山药去皮洗净并切成滚刀块，桂圆去壳，备用。大米淘洗干净放锅里，加适量清水烧开，中火煮约15分钟后，放入山药、桂圆续煮10分钟，加少许精盐、味精调味即可。

【功效】山药可滋补强身，提高人体免疫力；桂圆可补气养血、安神健脑。此菜可用于缓解失眠心悸等更年期症状。

除了以上10款更年期保健食疗方之外，更年期女性还可以多吃富含铁质的食物，如瘦牛肉、猪肉、羊肉及海鲜等；多吃富含钙质的食物，如牛奶、大豆；多吃富含维生素的食物，如全麦面包、玉米饼、苹果、草莓、西兰花等；多吃疏肝理气的食物，如莲藕、萝卜、山楂、茴香等。

❋ 董老师在线答疑录 ❋

网友问题：董老师，更年期是不是只吃素食更健康一些？

董老师解答：并不是这样的。我们知道，卵巢的主要功能就是分泌雌激素、雄激素和孕激素，当卵巢功能开始衰退时，分泌的雌激素也就开始减少，如果此时在饮食上以素食为主，那么激素水平就难以达到平衡，反而会增加更年期的不良反应。因此，更年期适量地摄入脂肪是必要的。

第三章
动一动，百脉通
——更年期需要合理的运动计划

更年期锻炼的六个原则

生命在于运动，对于更年期女性而言，运动更是不可缺少。

女性在更年期适当地进行锻炼，能够促进新陈代谢和血液循环，降低体内胆固醇和甘油三酯含量，从而有效杜绝更年期肥胖，防止骨质疏松和心脑血管疾病的发生。

除此之外，合理运动还能改善更年期症状，让更年期女性减轻压力，保持乐观向上的精神，减少忧郁、焦虑等负面情绪，增强记忆力，延缓心理衰老。

总之一句话，运动对更年期女性来说，就是一剂不用入口的良药。当然，"药"总是须开方子的，更年期运动要收到保健的效果，也要遵循一些原则。经过前人的一些经验总结，包括我自己的一些临床体会，将更年期运动原则概括为以下6点。

原则一：持之以恒。

有些女性到中年，尤其是到了更年期以后，不愿活动，即使在别人的劝说或带动下做了一些锻炼，也总是三天打鱼两天晒网，不能持之以恒。这种情况不仅于健康无益，反而因为打破了平衡，会加重更年期症状，所以一定要杜绝。

原则二：循序渐进。

这一点与上一个原则也有

健康小贴士

锻炼无处不在，伸懒腰也是一种锻炼。中医认为，人在疲劳时不自觉地伸懒腰是脏腑气机不顺、三焦气机不顺的表现。人在伸懒腰的时候，两臂自然上举，胸腔得到扩张，心、肺、胃都能得到舒展，三焦在这时加快体内的新陈代谢，使气血通畅，体内废水废气也更易于排出；同时，伸懒腰时的扩胸动作，可调节心肺的呼吸，从而让人体的气机充足，加快各个脏腑的运化，从而起到减轻疲劳的作用。

关系，有的人某天想起来了就拼命运动，过两天懒了又不动，这对身体的伤害是很大的。我们在制订运动计划时，一定要注意遵守逐渐增大运动量的原则，因为人的体力、耐久力、灵巧度等都是逐步提高的。人的内脏器官、功能活动也需要一个适应过程，不能急于求成，应以不产生疲劳为度。

原则三：动静适度。

无论何种运动，必须使全身各部肌肉、骨关节等都得到锻炼，但过度运动对健康是不利的，容易引起疲劳，甚至造成内脏或躯体的伤害。所以，女性更年期运动时应注意适当休息。所谓动静适度，应以"轻、柔、稳"为原则，在体育锻炼初期，宁少勿多，宁慢勿快，逐渐递增。在运动时，应避免快速旋转或低头的动作，或者有可能导致跌倒的动作。人过中年，不宜参加带有竞赛性或突击性的紧张活动，也不适宜长时间进行过于单调的重复劳动。

时下非常流行广场舞，而且主要参与者还是一些40岁以上的妇女，所以又叫"大妈舞"。其实，这是一种非常不适合更年期女性的运动，因为它不仅动作单一，而且节奏过快，尤其是选择一些像《小苹果》之类的流行歌曲，而且一跳就是好几个钟头，运动量过大。所以，建议大家选择适合的运动方式。

原则四：时间合理。

一般人都喜欢晨练，实际上这个时段血糖正处于低水平，运动会消耗大量的血糖，容易导致低血糖的症状。从外在环境来讲，凌晨4点到早上9点之间，二氧化碳反流，空气质量也不好。所以，午后2～4点，阳光充足、温度适宜、风力较小，是锻炼的最佳时间段。不过，最好午饭后1小时再锻炼，否则会影响胃肠消化功能。

原则五：做好准备。

运动前应先做准备活动，防止突然剧烈活动造成的心慌、气促、晕倒等现象。更年期女性的骨骼已变得有些僵硬了，四肢肌肉的弹性降低，灵活性也较差，突然运动可能会有不适症状，运动前最好先活动一下头部、腰背部和四肢。

另外，早晨刚起床时血液一般比较黏稠，因此晨练前最好先喝一杯温开水，既能及时排除体内代谢物及毒素，又能避免脑血栓、心肌梗死等。

原则六：选对项目。

更年期女性应该选择全身性项目，能够让各个关节和肌肉都活动开，比如散步、慢跑、太极拳、五禽戏、八段锦、游泳、保健体操等，能使头颈部、躯干、上下肢都得到全面的锻炼。不宜做强度过大、速度过快的剧烈运动，如冲刺、跳跃、憋气、倒立、滚翻等。

-------------------- ❋ 董老师在线答疑录 ❋ --------------------

网友问题：董老师，我也知道锻炼对身体有好处，但确实坚持不下来，应该怎么办呢？

董老师解答：选择运动项目先重要，首先你要选择自己最喜欢，做起来轻松自由的项目。如果是意志力的问题，建议你找一个同伴，两个人一起锻炼，可以相互鼓励、相互监督。另外，运动也不一定每天非要划出固定的时间，你坐车时提前两站地下车，或者回家时爬几级楼梯，都是可以的。

更年期锻炼的五个禁忌

讲完更年期女性的运动原则，我再来给大家介绍一下更年期的运动禁忌。可以说，运动是一把双刃剑，不科学、不合理的运动，反而会给我们的身体带来长期的危害，加重更年期的症状。

在锻炼过程中，以下这5个更年期锻炼禁忌大家一定要谨记。

禁忌一：在雾天进行室外锻炼。

雾是飘浮在地球表面低空中的细小水珠，水珠中溶解了酸、盐、胺、苯、酚等各种有害物质，同时还粘附了一些尘埃和病原微生物等有害的固体微粒。在雾中锻炼，如长跑，使身体某些敏感部位接触这些有害物质并大量吸入，可能引起气管炎、喉炎、眼结膜炎和过敏性疾病。吸入密度大的雾气，肺泡内的气体交换还会受到影响，可引起人体供氧不足。因此，运动要选择合适的地点和时间。

禁忌二：睡前做剧烈运动。

睡眠是最彻底的休息，因为睡眠是神经抑制过程扩散到整个大脑皮质和皮质下的结果，此时一切生理活动——嗅、视、听、触觉等感觉功能都降到最低水平，如果在睡眠前做较剧烈的运动，会引起心跳快、气短，使全身处于紧张状态，四肢肌肉因乳酸堆积而感到腰酸腿痛，容易造成入睡困难。

禁忌三：饭后马上运动。

有人吃饭后马上去跑步、游泳或做其他体育活动，结果往往引起腹痛。这是因为饭后胃里装满了食物，马上运动会引起胃肠震荡，使肠黏膜受到重力牵拉，容易造成腹痛。运动时骨骼肌的血液供应量相对增加，从而导致内脏血液供应不足，胃肠道平滑肌发生痉挛收缩而引起腹痛。有人平时缺乏锻炼，运动时呼吸急促，胸腔的负压变小，肝脏血液回流受阻，以致肝脏瘀血发生右上腹痛。

禁忌四：运动后马上洗澡。

运动后要坐下来休息一会儿，然后再去洗澡，避免引发感冒。切忌用凉水冲澡，否则可能会引发关节、肌肉和心脑血管等疾病。运动后，应进行整理活动，使身体逐渐恢复到正常状态，以有利于全身脏器的调整，也可预防对身体不利的因素发生。

禁忌五：身体不适强行锻炼。

身体不舒适或感到体力不支时，不能强行锻炼，可减量或暂时停止锻炼。

----------------- ✳ **董老师在线答疑录** ✳ -----------------

网友问题：董老师，我以前有过两次急性盆腔炎的经历，都是因为运动引起的，我现在还能运动吗？

董老师解答：建议你首先要到医院检查，查清楚你的感染根源是什么，如果有重大疾病，那就只能暂停运动，治好病再慢慢恢复。在排除重大疾病的情况下，可以适当做一些散步、太极拳等舒缓的运动，切忌剧烈运动，尤其不要跳广场舞。

有氧运动，最适合更年期女性

有氧运动又称有氧代谢运动，是指人体在氧气供应充分的情况下进行的体育锻炼。也就是说，在运动过程中，人体吸入的氧气与需求相等，达到生理上的平衡状态。它的特点是强度低，有节奏，持续时间较长。

有氧运动能使氧气充分酵解体内的糖分，并可消耗体内脂肪，还能增强和改善心肺功能，预防骨质疏松，调节心理和精神状态。有氧运动具有抗氧化剂的效应，会使人的全身得到充足的氧气，加快呼吸系统的作用，钝化和转化体内的自由基，并控制其形成和活动，保护身体免受侵害，防止自由基引起的衰老现象，是更年期女性最适合选择的运动方式。

有氧运动如此神奇，那么如何进行有氧运动？下面我就给大家介绍一个有氧运动"五步法"。

第一步，呼吸锻炼走。

在走步当中，心里随着步伐喊一、二、三、四，每一个四步为一个循环，要求一步吸、二步吸、三步吸，第四步要快呼，呼得越快，肺里的空气吐得就越快，肺部张开的幅度就会越大，肺部细胞张开的总量就多，对新鲜空气吸得越深。这种锻炼会使氧和人体肺泡之间的携氧红细胞及二氧化碳交换的概率加大，促进全身充氧。全身细胞充氧会使人体产生舒适感，有益健康。

> **健康小贴士**
>
> 跑步一定要穿跑步鞋，否则会给脚部带来伤害，引发脚部疾病。跑步不当很可能引起小腿胫腓骨疲劳性骨膜炎、髌骨磨损、半月板损伤等疾病。站立时双足承受人体全部体重，而每跑一步，单足承受了2～3倍的体重。例如，一个重50千克的人，每跑一步，每个脚掌至少要承受100千克的重量，那么一次跑步运动过程，两只脚各承受了几万千克的重量。跑步鞋通过特殊的功能设计，能够帮助跑步者最大限度地克服上述伤害。因此，一双跑步鞋必不可少。

第二步，"认真走"。

走时在地上找一条直线，认真走直线，有意增加走的难度，会改善人体神经系统功能，特别是防止小脑萎缩。认真走，不仅使肌肉的锻炼量加大了，更加大了神经系统的参与量，锻炼了神经系统的指挥能力和控制能力。这种控制能力的提高，对防治由老年痴呆和神经系统功能减弱带来的伤害是非常有用的。

第三步，点头运动。

头部由上而下轻点，慢慢地做，进行约30次，可以促进头部的血液循环。因为头部与颈部的脊椎上有许多经脉，通过点头的练习，能够疏通这些部位的经脉，增强身体的抵抗力。

第四步，弯腰运动。

双脚自然打开，手部自然向下伸直，往下弯腰100下，手以能够碰到地板为主（如图3-3-1）。

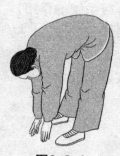

图3-3-1

每天以此法练习，可以有效锻炼腰部、腿部力量，使头发乌黑，并且有效锻炼身体的抵抗力。

第五步，倒着走。

向前走时虽然脚部很多肌肉参与运动，但有很多肌肉并不参与，而倒着走时才会主动运动。

倒着走不仅是一种非常有效的健腿方式，而且因为倒着走时所有的感官都会高度集中，这对锻炼人的神经系统非常有效。倒着走路时两腿交替后行，可加强腿部和腰部肌肉力量，比正行耗氧多，有利于增强人体平衡性，对小脑有保健作用。倒着走的动作要领是上身挺直，一条腿支撑地面，另一条弯曲后下落，前脚掌着地，然后再过渡到全脚。行走过程中，手臂随着腿的运动自然摆动，保持身体平衡。但倒着走要注意选择熟悉的环境，以保证安全性。

❋ **董老师在线答疑录** ❋

网友问题：董老师，请问有氧运动每天应该保持多少的运动量呢？

董老师解答：要使有氧运动产生效果，关键在于持之以恒，锻炼者每周要运动3～4次，每次坚持20～60分钟。这个跨度之所以比较大，就是因为每个人的体质不一样，你可以根据自己的承受力在这个区间之内选择，从20分钟开始，然后循序渐进地递增。

游泳，释放压力的好帮手

随着人们健身意识的提高，游泳健身已成为一种时尚。不过，有些人会误解，觉得游泳是年轻人的娱乐，不适合上岁数的人。这其实大错特错。游泳不仅是一项从头至脚都能得到锻炼的运动，而且还是一项水浴、空气浴、日光浴三者相结合的运动，更年期的女性若能经常到水里运动一下，对锻炼身体、释放压力并缓解更年期综合征有非常大的帮助。

人体在水中运动时，身体各部位所承受的浮力、压力十分均匀，肌腱和关节可得到均衡的发展。长期坚持游泳还能对人体形态，尤其是腹部、臀部、肩背部、腿部、足部、曲线及脊柱生理弯曲进行有效调整，从而塑造出最美的体形。更年期女性最容易出现小腹突出、大腿脂肪堆积等问题，造成身体线条的比例失调，经常游泳可以防止这些问题的出现。

除此之外，身体浮在水中的感觉也能让心情跟着放松，在日常生活中，不管遇到什么烦恼事，一旦进入水里，就一心一意享受游泳带来的乐趣，将一切烦恼抛到一边，出水后，会感到情绪高涨、精力充沛。更年期女性若能经常游泳，对调节易怒烦躁的情绪非常有帮助。

游泳对更年期调养有这么多好处，那还等什么呢？不过，在下水游泳之前，有一些小事项大家还是要注意一下的。

建议大家在游泳前先进行温水沐浴，这样就不会感觉到很冷。因为水池的温度一般在27℃，温水沐浴一般在30～35℃，可以带走你身上的部分热量，从而帮助你更好地适应池温，不会因为体温骤然下降而引起毛孔紧缩。

洗完温水浴之后，入水前还要做做热身运动。在池边做弯腰、压腿、摆手等伸展四肢的舒缓运动，可增加肌肉的协调性，有利于防止游泳时发生抽筋或减少下水后遭遇意外事件的可能。

更年期女性在水中停留的时间不宜太长，一般15～30分钟之后便要上岸休息休息，晒晒太阳，总的时间最好控制在2～3个小时。

游泳完毕后，立即用软质干浴巾擦净身上水渍，轻轻擤出鼻腔分泌物。如在游泳池游泳，最好滴上氯霉素或硼酸眼药水，以防止眼疾。游泳后一定要洗澡，特别注意清洗外阴，因为更年期女性雌激素下降，外阴、阴道、尿道上皮变薄，易导致细菌感染。

穿好衣服之后，还要活动按摩肢体，做几节放松体操，使身体暖和，肌肉放松，然后在树荫或遮阳伞下小憩15～20分钟，既避免了肌群僵化又能消除疲劳，防止感冒。

❋ 董老师在线答疑录 ❋

网友问题：董老师，是不是所有更年期女性都可以选用游泳的方式进行锻炼？

董老师解答：有些人是不适合游泳的，比如患有肺结核、心脏病、高血压等重大疾病的人，难以承受较大运动量，不适宜游泳。另外，沙眼、中耳炎、皮肤病、性病患者也不适合游泳，以免把疾病传染给他人。这些人可以选择其他的运动方式。当然，月经期也最好不要游泳，如果有游泳习惯，时间上也尽量控制一下。

室内健美操，养心调神乐在其中

有些更年期女性常抱怨工作太忙、事情太多，没有时间去锻炼身体，其实只要稍稍变通一下，在屋里或办公室里就可以锻炼身体。即使没有时间出去活动，更年期女性也应该利用现有的资源去锻炼一下身体。下面介绍两种室内健美操，动作舒缓，又能收到很好的健身效果，在工作的间隙就可以做，更年期的女性朋友不妨试着做一下，如果能长期坚持下去，对身体健康非常有好处。

1. 美臀操

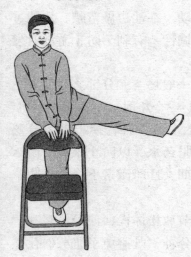

图3-3-2

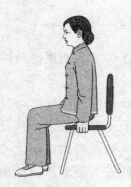

图3-3-3

女人到更年期，下半身常会出现赘肉，臀部和大腿内侧尤其明显，这使得许多女性体形走样。其实只要利用家里或办公室的椅子，活动一下大腿，促进下半身的血液循环，就能有效防止赘肉的出现。

搬来一把椅子，人站在椅背后大约30厘米的地方，把胳膊伸直，放松，两手平直地放在椅背上面。

上身挺直，把臀部的肌肉夹紧，边吐气边抬起左腿，平行向左边抬高，抬到尽可能高的位置（如图3-3-2）。

左腿抬起停留约5～10秒钟，边吸气边把左腿收回，恢复站立姿势。

用相同的方式再抬起右腿，双腿交替，重复15次左右即可。

2. 美腿操

女性到更年期后，大腿容易堆积脂肪，使得腿部线条比例显得失调，经常练习这套美腿操，有助于减少大腿脂肪，使双腿保持匀称的曲线。

搬一把椅子，站在椅子前面，全身放

松，两脚自然分开。

假装要坐到椅子上，边吸气边蹲下去，当臀部快要接触到椅子时停下，以膝盖不要超过脚的前端为宜，否则会给腿关节造成压力（如图3-3-3）。

保持半蹲的姿势，两手伸出，平行向前推出。吐气时把手收回，重新恢复到站立的状态。重复这个动作15次即可。

------------------------------ ❋ **董老师在线答疑录** ❋ ------------------------------

网友问题：董老师，室内健美操每天都要坚持做吗？

董老师解答：最好不要选择单一的运动，如果你平时没有其他的户外运动，可以每天做。如果平时就有户外运动，那么健美操可以在你不想去户外运动的情况下，作为当天的运动补充。不过，如果你有美臀和美臂的需求，那就要每天坚持做了。

散步，最容易坚持的运动

运动形式有千百种，但我最愿意推荐给更年期的女性朋友的，就是散步。可以这样说，散步是最容易被长期坚持，也是锻炼效果最佳的运动，西方一些健康专家甚至称其为"焕发青春的妙方"。散步不像其他运动项目那样，容易使人们感到疲劳和厌倦，通常散步后会使人感到轻松自如，会给人带来新的活力，使人精神倍增，并感到一种乐趣。

散步还能减轻人们心理上的压力。爱好散步的人从自己以往的切身体验中发现，散步之后，人的忧虑减少了，思维变得更清晰。散步为什么会有这种效果呢？这是因为散步是一项能运动人体几乎所有的骨骼和主要神经的运动。众所周知，适量的运动能引起心理变化，而这些变化似乎能影响人的情绪，从而使人觉得自己身体更加轻盈和健康。因此，散步也成为最适合更年期女性的运动。

不过，散步也有一些讲究，遵循正确的方法，锻炼的效果才会事半功倍。

首先，在散步之前最好喝一杯白开水，给体内补充一些水分。当然，如果有鲜榨蔬果汁那就更好了。然后换上一套宽松的运动服，鞋子最好是薄底的，因为这样足底就能感受到地面的凹凸不平，散步的同时也做了一次免费的足底按摩。

在走路的时候，大腿的内侧要用力，手臂要紧靠身体摆动。双手摆动时，可以拍打大腿或臀部，以唤醒沉睡的肌肉。脚跟先着地，然后再放脚尖，脚掌要去抓地面，扎实地向下踩踏。这样可以刺激肠胃，增强活力，同时也能消除肩膀疲劳和腰部不适。

如果在散步时路边有棵大树，不妨用树干轻轻擦一擦背，这样不仅能够缓解背部压力，起到按摩作用，也能够亲近自然，从中获取能量。如果树上有高度适中的树枝，在不伤害树的前提下，也可以双手握住，拉一拉筋。

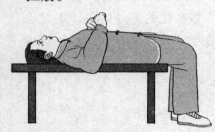

图3-3-4

公园的长椅也是一个健身的好工具。走累了可以坐下休息一下，休息一会儿之后，还可以双脚着地，躺在上面做一做扩胸运动，同时配合深呼吸（如图3-3-4），这样心脏和肺就能够动作顺畅，将郁积于体内的浊气排出体外。

俗话说"走为百练之祖"，散步的优点是任何人在任何时间、任何地点都可以进行，而且动作缓慢、柔和，不易受伤，因此，特别适合年老体弱、肥胖和患有慢性病的人。

体质虚弱的更年期女性散步时，应适当将两只手臂甩开，步伐迈大些，散步的速度最好由慢到快，这样可以尽量将全身活动开，使全身各器官都能参与到运动中，有效地促进体内的新陈代谢。一般每天散步1~2次，每次1小时左右。

身体肥胖的更年期女性在散步时，可适当将散步的时间、距离拉长，并将运动量加大些。最好坚持每天散步2次，每次1.5小时。散步时可适当走快些，使体内多余的脂肪得到充分燃烧，从而达到减轻体重的目的。

患有高血压的更年期女性散步时，可尽量使脚掌着地、胸脯挺起，不要过分弯腰驼背，以免压迫胸部，影响心脏的正常功能。步伐应以中慢速为宜，不要太快，否则容易使血压升高。最好不要在早上散步，而应选择晚饭后。因为一般来说，早晨人体血压最高，傍晚相对稳定。

患有冠心病的更年期女性散步时，最好慢速行走，以免心律失常，诱发心绞痛。散步最好在餐后半小时到一小时后，每天两三次，每次半小时。

由于每个人的心肺功能不一样，所以散步时要量力而行。根据各自身体的承受能力，加快或减慢行走速度。一旦出现胸闷、心慌、头晕等情况，就应该停下来歇一歇。

❋ 董老师在线答疑录 ❋

网友问题：我有糖尿病，在散步时有什么注意事项吗？

董老师解答：有的，散步前应该吃点儿东西，不能饿着肚子，否则很容易使大脑供血不足，出现低血糖，严重时还会因头晕导致摔跤。餐后散步时，步幅可以适当加大，挺起胸脯，甩开手臂，每次散步以半小时到1小时为宜。

第四章
先有好心情，才有好身体
——更年期心理调适计划

在更年期学会优化你的情绪

人们对更年期闻声色变，有一个很重要的原因，就是女性在更年期的情绪特别不稳定，容易大起大落，且不易控制，很多处于更年期的女性情绪经常突然性爆发，又立即平息，而且连自己都不明白生气的原因。

很多人就像我在前言中提到的那个魏阿姨，发作起来真的就像疯子一样，让全家人方寸大乱。我说过，更年期并不是单一的生理反应，而是由于女性卵巢功能衰退导致的一系列生理及心理的变化，而且两种变化之间还会相互作用。

因此，更年期女性首先要掌握的就是情绪控制。情绪控制是一个慢慢培养的长期过程，只有在平常就学会调整自己的心态，控制自己的脾气，才能养成保持良好情绪的习惯。长期培养听起来战线拉得长，所需要付出的努力也多，但实际上，只

健康小贴士

什么是心理健康？第三届国际心理卫生大会给心理健康做出的定义是："所谓心理健康是指在身体上、智能上以及情感上与他人的心理健康不相矛盾的范围内，将个人心境发展为最佳的状态。"心理健康的具体标志是：（1）身体、智力、情绪十分协调；（2）适应环境，人际关系良好；（3）有幸福感；（4）在生活、工作中，能充分发挥自己的能力，有效率感。

要女性朋友从生活中的小事着手，就能获得情绪的最佳调整法，从而保持良好情绪。

1. 想法要客观

女人到更年期，生命也已经快要过半，因此，要学会用坦然的态度去面对生活中的一切艰难险阻、开心与不开心，要学会更加实际一点，要懂得享受现实生活，而不要把自己的期望全都投入不切实际的幻想中，并在

自己的心里留一个让自己获得完全放松的空间，始终以平和的心态对待身边发生的事。

2. 要懂得发泄

生活中总有许许多多的不如意，常言道"人生不如意者，十有八九"，我们既然不能避开这些不如意，就要懂得适时地将它们发泄出来，不要让不如意造成的消极情绪全都隐而不发，否则，最终伤害的还是自己的身体与心理健康。

3. 更要有生活的热情

女性到了更年期，雌激素分泌慢慢减少，很容易产生倦怠消极的情绪。要克服这种情绪，平时就应该多参加一些户外的文体活动，多和朋友聚会，也可以看一些温馨搞笑的影视剧，并多去图书馆，为自己借几本主题轻松的图书杂志，既陶冶情操，又不至于落后于时代发展。而且最关键的是要保持对生活的热情，不断地挖掘生活中让自己感兴趣的事，这样不仅能帮助自己消除不良的情绪，还能让自己树立起积极健康的心态，只有这样，才能享受到生活中的乐趣。

4. 多听音乐

高雅的音乐能陶冶情操，当你完全融入音乐形成的氛围中，情绪会伴随着音乐舒缓开来，因此，更年期女性不妨每天抽出一点时间，哪怕只有半个小时，为自己泡上一杯芳香的花果茶，找一个舒服的地方全身放松地坐下来，然后闭上眼睛安静地听自己喜爱的音乐，这对于缓解消极情绪、平衡身心有着非常大的作用。

5. 学会控制愤怒

愤怒的情绪害人又害己，所以，一定要学会控制住自己的愤怒情绪。可以尝试在怒火飙涨时，有意识地紧闭双唇，将1～10在心里默默地数一遍再开口说话，这时候你会发现，原先的怒火已经平息了很多。

只要学会控制好自己的情绪，你完全可以把更年期变成一个女人步入老年前的生命黄金期。请好好地利用这段时间，为老年生活创造更多珍贵美好的回忆。

---------- ❈ 董老师在线答疑录 ❈ ----------

网友问题：董老师，我有一次听您讲双手合十就能平息怒气，这是为什么呢？

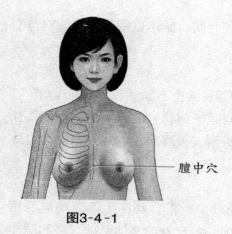

膻中穴

图3-4-1

董老师解答：我们知道佛家对人表示问候和尊重时，都会双手合十。而从中医的角度来说，双手合十其实就是在收敛心包。双手合十的动作一般停在膻中这个位置，那么掌根处正好是对着膻中穴（如图3-4-1）。这样做，人的心神就会收住，双手合十时，眼睛会自然地闭上，因为心收敛了，眼睛自然也会收敛。

找到适合自己的减压方式

有一位孙女士，长得非常漂亮，而且受过良好的传统教育，年轻时便嫁给了现在的丈夫，开始相夫教子。她的夫家是一个大家族，用现在的标准来看，称得上是豪门了，所以规矩特别多。不过，这位孙女士特别聪明，而且非常贤惠，待人接物都彬彬有礼，可以说是上得厅堂，下得厨房，全家人都对她非常满意，婆媳关系也处得非常好。

然而，有一天丈夫下班回到家，突然发现太太的眼角有泪痕，连忙问她怎么回事。一开始她还在竭力地掩饰，说眼里进了沙子，丈夫非常爱她，自然不相信，一再地追问。最后没办法了，孙女士才哭着告诉丈夫原因。原来，这天早上孙女士亲手做的早饭，其中有一道菜是婆婆最喜欢吃的，可她发现婆婆一口都没有吃，心里就有点犯嘀咕，是不是做得不好吃？口味咸了，还是淡了……于是越想越多，心理压力越来越大，又不敢去问，最后只好一个人在屋子里偷偷抹眼泪。

孙女士47岁，她丈夫认为她可能是更年期到了，便带着她来到我们中心，把这件事讲给我们听。我听完感到特别心酸，这位女士居然因为婆婆没吃自己做的菜而崩溃（后来证实婆婆没吃是因为那天没什么胃口，想吃清淡一点），可见她平时在家里是多么压抑自己，而且这种压抑持续了不是一天两天，是几十年。一个小女孩进入一个大家庭，生怕出了差错惹夫家不高兴，处处谨小慎微，而粗心的丈夫居然没有发现这一点。

在现实生活中，像孙女士这样喜欢把事情憋在心里，没有任何发泄的机会，最容易诱发更年期抑郁症，严重的可能会走上绝路。因此，最好的解决方法便是找到适合自己的减压方式，不要让自己承担如此重的心理压力。在这里，我推荐几种减压方式给大家。

1. 手指弹桌

将双眼轻轻微闭，哼着你喜欢的小曲、京剧或念些诗词，用手指有节奏地敲打桌面就能缓解压力。十指肚皆是穴位，称为十宣，最能开窍醒神，一直被历代名医当作高热昏厥时急救的要穴。十指的指甲旁各有井穴，《黄帝内经》上说："病在脏者，取之井。"古人以失神昏聩为"病在脏"，所以刺激井穴最能调节情志，怡神健脑。

另外，压力大的人经常会显得整日疲劳不堪，四肢无力，甚至由内向外都感觉虚弱无力，没精打采，不知道哪里还能使出力气来。俗语道：十指连心。只要你闭上眼睛，轻轻地在桌上一敲，手指的微痛立刻会让你重新找回"心力"，这是人体中最宝贵的力量。

2. 按压太阳穴

太阳穴位于眉梢与眼外眦之间向后1寸许的凹陷处（如图3-4-2）。当人们患感冒或头痛的时候，用手摸这个地方，会明显地感觉到血管的跳动。这就说明在这个穴位下边，有静脉血管通过。因此，用指按压这个穴位，对脑部血液循环有很大帮助。不仅是烦恼，还有头痛、头晕、用脑过度造成的神经

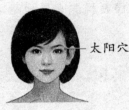

太阳穴

图3-4-2

性疲劳、三叉神经痛，都能通过按压太阳穴的办法使症状有所缓解。

按压太阳穴时要两侧一起按，两只手十指分开，两个大拇指顶在穴位上，用指腹、关节均可。顶住之后逐渐加力，以局部有酸胀感为佳。产生了这种感觉后，就要减轻力量，或者轻轻揉动，过一会儿再逐渐加力。如此反复，每10次左右可休息较长一段时间，然后再从头做起。

3. 不要追求完美

许多人做事的标准是完美无缺。事实上，并非所有的事情都要尽善尽美。当有数不清的问题涌来时，有些时候做到80分就足够了。不过分追求完美，就不会因为对自己各方面都要求太高而感到压力重重了。同样，要学会说"不"，对那些让自己感到为难的、有压力的事情，如果不在自己职责范围内，要理直气壮地拒绝。

4. 通过沟通释放压力

敞开心扉，多与亲人好友聊天，当你将生活中的压力抒发出来的时候，必然得到了对方的关爱、回应和鼓励，甚至会给你提出很好的建议，这样压力自然就被化解了。作为家人，也要放下手边的应酬和工作陪一陪更年期女性，听一听她的心事。

5. 安排一次旅游

旅游是最好的减压方式，如果整天被各种烦心事纠缠，已经到了即将崩溃的边缘，不妨抛开一切，到风景优美的地方转一转，呼吸一下新鲜空气。

※ **董老师在线答疑录** ※

网友问题：请问，有没有减压食物？

董老师解答：很多食物都有缓解情绪的作用。科学研究发现，碳水化合物可以帮助大脑制造血清素，有助于人体精神和情绪的放松；纤维质容易使肠胃产生饱和感，使人不至于因过多地摄入食物而给肠胃造成负担，像新鲜的水果和蔬菜、全麦食品、红薯、胡萝卜等都是不错的减压食品。

冥想，清除心灵的垃圾

更年期女性不妨试试冥想。冥想最初来源于瑜伽，它能帮助你抛开繁华尘世的烦恼，让你完全放松自己，在舒缓的冥想音乐或大自然的声音中领悟生命的意义，获得宁静平和的心态。我们都知道，很多更年期女性都控制不了自己的脾气，不但易怒，还会牵怒周围的人，虽然自己心里很清楚这样发脾气没有道理，可就是没法让愤怒的心情平静下来，只能事后后悔。你发脾气时给家人、朋友或者其他亲密的人带去的创伤怎么是简单的后悔就能弥补的呢？

要管住自己的情绪，关键是要管住自己的负面情绪。当人开始产生迷惑、气愤、嫉妒等心情时，就是负面情绪开始作祟了。那么，怎么让这些不愉快的体验快速地离开你的生活呢？冥想就是一个非常有效的方法。定期地进行冥想练习，能让你成为自己情绪的主宰者，防止你被负面情绪控制而做出一些后悔的事情。而且通过冥想，你能获得生命的真谛，拥有博大的胸怀、开朗乐观的心态。

冥想的具体方法如下，大家不妨一试。

1. 准备及注意事项

（1）暂时将所有的事务搁在一旁，引导自己进入一种放松的心态。

（2）伸展全身的筋骨，至少3次，让气血顺畅，从而放松自我。

（3）躺着或舒服地坐着，先做3个深呼吸，然后慢慢地引导自我放松。

（4）练习时可播放一些悦耳、柔和的音乐。

（5）练习时间：15～20分钟为宜。

2. 步骤

（1）眼睛向上看眼睑、眉毛、额头、头皮（约8秒），慢慢闭上眼睛，然后深呼吸，吸气吸到满时，屏住呼吸3秒钟，然后吐气，眼睛保持闭着，让眼睛放松，让身体放松，想象全身的力气都蒸发掉了，身体、双手及双脚的力气都蒸发掉了。

（2）想象全身轻飘飘的，身体飘浮起来，飘浮在一大朵安全、舒适的白云里，同时也感觉全身软绵绵了，觉得非常舒服，非常轻松，自觉进入了深沉的放松状态。

（3）想象白色的光由头部进入自己的身体，白色的光笼罩自己的额头，感觉有一股暖流进入自己的额头，白色的光笼罩自己的眼睛、鼻子、嘴巴，整个头部都充满了这股暖流，自然而然地放松下来。

（4）白色的光往下扩散到颈部、肩膀、双手，白色的光使颈部、肩膀、双手都温暖了起来，而更加放松。

（5）白色的光进入胸腔、肺部与心脏，感觉肺部与心脏都温暖了起来，白色的光随着血液循环，依序由上背部、下背部、腹部、腰部、臀部、骨盆腔、双腿、双脚扩散到全身，扩散到的部位也依序地温暖了起来。此时，全身的每个细胞都充满白色的光，所有的紧张和压力完全消失。

（6）现在，全身都笼罩在白色的光里，白色的光让全身的肌肉、神经、皮肤完全放松，你越来越放松，越来越平静，越来越舒服，这时候自觉进入了深沉的潜能状态。

（7）自行从10倒数到1，数到1的时候，自己就进入了潜能状态。（如搭电梯往下降，降至最底层。）

（8）在潜能状态下自己可以安静下来，什么都不想，此时的境况最佳，是一种无念无想的状态，可以净化自我，想象白色的光不断地进入体内，不断地吸收补充能量，并开启无限的潜能与智慧。

处于更年期的女性，当你的情绪不稳时，当你感觉自己要控制不住呼之欲出的怒气时，不妨试试冥想的办法，你会发现心灵慢慢地恢复平静，一切引起怒气的问题，都能用平和的心态一一化解。

------------------------ ❋**董老师在线答疑录** ❋------------------------

网友问题：董老师，我在冥想时会感到四肢酥麻，这样正常吗？

董老师解答：练习时四肢会有酥麻或沉重感是正常现象，有的人在刚开始练习时，还会有头晕或头部酥麻、发胀的感觉，在身体方面也有痒、颤动或温热感，乃因气的聚集或运行，这些都是正常现象。

别让疑心病成为更年期危机导火索

刘老师与老公结婚已经25年了，以前生活一直和睦，很少发生口角，但她最近怎么看自己的老公都不顺眼，一看到老公和异性交谈就醋意大发，让老公在外人面前十分难堪。夫妻之间的关系由此出现了裂痕，家庭气氛也变得不和睦。

进入更年期的刘老师与其他的女性一样，常常会出现忧郁、失眠、注意力不集中、喜怒无常、情绪不稳定、易紧张焦虑的现象，心理的敏感性显著增强，多半是对人不对事。在这一系列的症状中，人们往往只会注意女性脾气外在的显著变化，却对其深层心理很少关注，比如疑神疑鬼、醋意频发。

更年期女性的内分泌是比较紊乱的，在一段时间以内，它会引起大脑皮层功能的失调，进而会衍生出猜疑与被害感。这种情况多出现在家庭婚姻之中，女性会对自己的伴侣的忠诚度产生巨大的怀疑，单方面的感性战胜理性，往往会做出一些让人感到不可思议的事情，影响家庭幸福与和睦，同时也会对自己的工作产生巨大的影响。比如，在公司进了洗手间看到其他女性同事的交谈戛然而止就会开始怀疑在说自己的坏话，或者是在背后评论自己，也会在某次志在必得的竞争中失败后开始怀疑是有同事捣鬼或向上级打小报告等，整个人开始不由自主地多疑焦虑，使自己的人际关系一落千丈。

当然，更年期女性的这种疑神疑鬼的情况是有办法调理的。首先，自己要主动调适心理，相信别人，热爱家庭，使自己保持良好的心情状态，这样就在接物待人上不至于陷入死胡同；其次，丈夫应该在此时给予更年期女性更多的包容，不能在自己受到不公平待遇后便对妻子以牙还牙，而是应该在生活上、心理上安抚她，给予信任，使其安然地度过更年期；再次，如果条件允许的话，可以请求医生或者心理师的协助，配合他们的治疗，使自己的这个时期能够平安地度过。

※ 董老师在线答疑录 ※

网友问题： 到了更年期，我发现自己变得小肚鸡肠了，什么事都朝最坏的方向去想，结果生出一肚子的怨气，我该怎么办呢？

董老师解答： 建议你要学会宽容。宽容是一种仁爱的光芒，是对别人的释怀，也是对自己的善待。宽容是一种从容、自信和超然。宽容朋友，宽容孩子，宽容家人，宽容同事，更宽容自己。生活中确实存在很多矛盾和困难，但诅咒、谩骂、生闷气都无济于事，反而给疲惫的身躯又增加了几分新的负担。只要冷静观察，就会发现人们的生活本来就是苦、辣、酸、甜、咸五味俱全。

面对"空巢"，找回属于自己的生活

女性到了更年期，都不可避免地会在生理或心理上经历某种程度的失去。这其中有一个比较普遍的现象，那就是孩子会离开你的身边，他们或者成年了，开始自己的新生活，或者在外求学，再也不像以前那样把你当作每天生活的依靠。于是，你的身边一下子变得安静了，这种"清闲"往往是很多人难以消受的。当原有的习惯突然发生了改变，你可能感觉到孤独和不适，就像雌鸟看着小鸟逐渐长硬了翅膀，飞上了蓝天，虽然知道"小鸟"们拥有属于自己的生活，但面对那个空空的巢，心里总会有些落寞和失意。有人说，每个母亲都是孩子的守护天使，那么此时，天使要换个角度来爱自己。

每年大学开学的时候，总有许多送孩子上学的妈妈泪眼婆娑、一步三回头不舍地离去，这其中有对孩子独自在外的诸多不放心，也更有对即将要面临的"空巢"的潜在恐惧感。有许多妈妈说，当她们重新回到孩子已离开的家里时，看着孩子的东西会不可抑制地掉下眼泪，尽管你早已预见到这种状况，但你永远不可能为这种变化做好充分的准备，很多人把这种感觉叫作"空巢综合征"。

所幸的是，这种落寞和痛苦的感觉会随着时间的流逝逐渐减轻。经过了那种孤独、失意、伤心和无所适从的痛苦感受后，你会慢慢习惯新生活，逐渐把自己调整到一种可以适应新生活的状态。而且研究发现，承认并能正视这种"空巢综合征"存在的人，比起那些逃避、否认这种感觉的人，能更快地从痛苦的感觉中摆脱出来。因此，面对空巢，不必忧虑，就像经历一场不期而至的暴风雨，既然不能逃避，不如去欣赏它肆无忌惮的张狂。那种让人难以忍受的痛苦其实就像是新生命诞生前的阵痛，很快就会过去，而且过去以后，你便会拥有崭新的生活。

经过令人难以忍受的"空巢综合征"，你终于可以接受这个事实的存在，这时候你可能还会有一些无所适从的感觉。以前你可能把大部分的时间都花在照顾孩子身上，整天为了他们的要求忙得团团转，如今他们终于离开了你，你的时间终于又归自己全权支配了。但你可能会悲哀地发现，没有了凌乱的屋子让你收拾，下班后你不知道要去干什么；没有了成堆的衣服等着你去洗，你的周末怎么安排突然变成了一件需要考虑的事情。这个时候，别再为那些事站在那儿发呆了，让我们立即开始属于自己的新生活！

慢慢坐下来，为自己泡一杯喜欢的香茶，想想我们还有哪些年轻时没来得及实现的愿望，还有哪些有兴趣而没有时间去做的事情，比如再去看一次大海，去心仪已久的地方旅游，去从容地欣赏一次画展，甚至只是去郊外悠闲地骑一次自行车……不必着急，慢慢想，把它们写在纸上，做一个大致的规划，然后一个一个地实现它们。你会因为生活重新有了目标而充满期待和兴奋，所有更年期的抑郁和不适也会减轻许多。

❋ 董老师在线答疑录 ❋

网友问题：我的丈夫刚刚因病去世，儿女又有自己的事情，都不在身边，董老师，我实在找不出人生还有什么意义。

董老师解答：生老病死是人之常情，我们来到这个世上都会遭遇至亲至爱的离去，我知道这种伤痛是无法磨灭的，对于一个处于更年期的女性来说，更是一个沉重的打击。不过，我也认为，每个人都是一个独立的个体，不能把全部的人生搭建在他人身上。更年期女性更要学会自得其乐。如果您需要心理疏导，或者是单纯地找人倾诉一下，可以到我们中心来找我。

健康小贴士

想要在更年期重拾快乐，可以尝试以下25种方法：

1. 充分休息，别透支你的体力。

2. 适度的运动会使你身轻如燕，心情愉快。

3. 别对现实生活过于苛求，常存感激的心情。

4. 享受人生，别把时间浪费在不必要的忧虑上。

5. 爱你周围的人，并使他们快乐。

6. 身在福中能知福，亦能忍受坏的际遇，且不忘记宽恕。

7. 用发自内心的微笑和人们打招呼，你将得到相同的回报。

8. 遗忘令你不快乐的事，原谅令你不快乐的人。

9. 回忆那些使你快乐的事。

10. 凡事多往好处想。

11. 追求一些新的兴趣，但不是强迫自己去培养一种习惯。

12. 为你的工作做妥善的计划，使你有剩余的时间和精力自由支配。

13. 抓住瞬间的灵感，好好利用，别轻易虚掷。

14. 献身于你的工作，但别变成它的奴隶。

15. 随时替自己创造一些容易实现的愿望。

16. 每隔一阵子去过一天和平常不同的生活。

17. 每天抽出一点时间，让自己澄心静虑，使心灵放松。

18. 给心爱的人一个惊喜。

19. 送自己一份礼物。

20. 去看一部喜剧片，大笑一场。

21. 在生活中制造些有趣的小插曲，制造新鲜感，使自己耳目一新。

22. 收集趣闻、笑话，并与你周围的人分享。

23. 安排一次休假，和能使你快乐的人共度。

24. 保持健康，有健康的身体才会有快乐的心情。

25. 真正地去关怀你的亲人、朋友、同事，去关注四周细微的事物。

第五章
生活处处是养生——更年期其他保健计划

更年期合理安排性生活

有人说："适当的夫妇性生活也是身体和精神锻炼的一种方式。"保持规律的性生活是维持性活力的重要条件，也能够给个人和家庭带来温馨和愉悦，使人感到健康自信，发挥最佳的身心潜能。我在前面讲过，更年期一定不要拒绝性生活。但更年期性生活和我们年轻时还是不一样的，需要合理安排。

通常来说，更年期女性之所以对性生活感到"怯场"，主要是由于心理上会有一种"不胜此力"的感觉，认为自己绝经了，对于性会有一种力不从心的感觉。其实，从生理角度来说，最直接和性欲有关的激素是睾酮，而不是雌激素。睾酮由肾上腺产生，并不受绝经的影响。绝经之后的女性体内睾酮登上统治地位，与此同时，雌激素却处于低水平。这就是说，与人们通常的观念相反，多数中年女性其实是"性致勃勃"的。

那么，为什么更年期妇女在性生活方面会有不适感呢？

第一，由于雌激素的匮乏，性器官的"滋润"减少，阴道润滑发生的速度和水平下降，阴道壁弹性下降，因此生殖器的敏感性会有所减弱。性高潮出现时，阴道和子宫收缩的次数减少，但仍可以发生多重性高潮。阴道的这些变化有时会引起瘙痒、烧灼感或性交不适，甚至疼痛，特别是当配偶不给予阴道充分湿润的时候，这一点表现得尤为明显。阴道壁若变得太薄，女性在性生活中还会有少量出血，这是要重视而又无须过分惊慌的。

第二，绝经之后，阴道和尿道的感染概率增加。阴唇的变化使阴道和尿道失去了保护，阴道内的酸碱平衡遭到破坏，这也是性交不适的原因之一。

第三，包围和支撑阴道以及附近器官的骨盆肌肉会因年龄的增加变得松弛（年轻时分娩造成的损伤也是一个因素），其结果为张力性尿失禁，即膀胱经不起一定的压力，咳嗽、挤压、爬高、喷嚏、举物或大笑等行为增加腹压时，不能自我控制地溢尿。骨盆的肌肉松弛可表现为尿道、膀胱、阴道和直肠膨出，严重的可发生子宫脱垂。尿失禁和生殖器官脱垂不仅给一般生活带来麻烦和痛苦，也影响性生活，它降低了性活动的兴趣和敏感度。

以上所说的这些变化都只是可能发生的情况，只有清楚地知晓这些变化的可能性，才能更好地预防、延缓、减轻、治疗这些症状。

那么，更年期妇女应该如何合理安排性生活呢？

1. 当你到了更年期的时候，夫妻双方的年纪都不小了，性生活的时间和频度要根据双方的体质和习惯来安排。

2. 性交的体位、各种姿势要根据身体状况选用，可采用女上位、侧位、床边位等。

3. 保持心理上的健康，对坚持正常的性生活要充满信心，把更年期妇女性生活看作是正常的，防止"衰败心理"。

4. 坚持适度的性生活对身体有益无害，但对身体确实有病的高龄妇女不能莽撞行事，过度的性生活对身体不利。

5. 更年期妇女性生活一定要经过充分的准备，使心理和生理上都达到充分性兴奋后再开始，不能急躁，否则阴道干涩会使女方产生疼痛、阴道皲裂、出血等意外情况。

6. 关于性生活的频率，更年期早期性生活以每周一次为宜，这个频度适合大多数人。绝经后的女性卵巢功能接近消失，这时应以10～15天一次为宜。

性生活本身是一种体力消耗。性兴奋时，心率可以增加到140～180次/分钟，血压可上升2.67～5.33千帕（20～40毫米汞柱），心脏负担加重，体力消耗相当于爬一次五层楼的运动。所以对高血压、冠心病的患者来说，性交不是一个毫无危险的举动。应该强调的是，更年期夫妇的性生活不一定都要以性交来满足，夫妇之间亲密的拥抱、接吻，相互的抚摸，语言、心灵的交流，都可视为性生活之列。

-------------------- ❋ **董老师在线答疑录** ❋ --------------------

网友问题：董老师，提高更年期性生活质量，在饮食上有什么需要注意的吗？

董老师解答：富含B族维生素食物如豆类、谷类和乳酪，以及富含锌、镁、锰等矿物质的食物如牡蛎、坚果、菠菜、番瓜等，都是能增强性功能的保健营养食品。辣椒、桑葚、蘑菇、黑麦饼、驴肉等在这方面也毫不逊色。

更年期选择最舒适的沐浴方法

洗澡是一个重要的保健项目，它的功用非常多，不仅能清除汗垢油污，而且还能消除疲劳，舒筋活血，改善睡眠，提高皮肤的新陈代谢功能和抗病力。有研究证明，洗澡对更年期症状的改善是有帮助的。不过，对于更年期女性来说，在洗澡之前有些事情要先搞清楚。

1. 洗澡水温多少最合适？

通常，水的温度应与体温接近为宜，即37～38℃，这样的温度会使身体感到温暖。如果是要消除疲劳，水温可以适当高一点，最好是在40～42℃。如果水温过高，会使全身表皮血管扩张，心脑血流量减少，发生缺氧。当然，更年期女性无论夏天多热，千万要注意不能洗冷水澡，洗澡水过冷会使皮肤毛孔突然紧闭，血管骤缩，体内的热量散发不出来。尤其是在炎热的夜晚，洗冷水澡后常会使人感到四肢无力，肩、膝酸痛和腹痛，甚至可成为关节炎及慢性胃肠疾病的诱发因素。

2. 洗澡时间多长最合适？

无论春夏秋冬，洗澡时间均不宜过长，每次洗澡时间以15～20分钟为宜。因为温、热水浴会使血液大量集中于体表，洗的时间长了容易导致心脑缺氧、缺血。如果户外的温度在15℃以下，泡澡时间可以稍长一些，但也不要超过30分钟。

3. 在哪个时间段洗澡？

更年期女性洗澡还要选择合适的时间段。不要在过饱或空腹的情况下洗澡，最好是与吃饭时间间隔两个小时左右。饱餐后洗澡，全身表皮血管被热水刺激而扩张，较多的血液流向体表，腹腔血液供应相对减少，会影响消化吸收，引起低血糖，甚至虚脱、昏倒。当然，也不宜在洗澡后立即睡觉，因为睡眠往往在体温下降后来临，热水浴会使体温升高，推迟大脑释放出"睡眠激素"。如果某天只能在睡前洗澡，可以在浴后用湿毛巾冷敷额头5分钟，让体温回落到正常水平，尽快入睡。

在搞清楚了这些问题之后，你就可以放心地去洗一个舒适而又健康的澡了。如果你还想在洗澡时对皮肤做个保养，我这里还有一些小绝招推荐给你。

如果天气比较干燥，可以在浴水中放些橙皮汤。橙皮中含有的维生素P样物质，具有消炎、抗过敏作用，把新鲜的橙皮加水一起熬成汤，在泡浴时加入少量新熬好的橙皮汤，可使皮肤润泽、柔嫩。

如果你的肌肤死皮较多，就可以用燕麦沐浴，方法是：将半杯燕麦片、1/4杯牛奶、2匙蜂蜜混合在一起，调成干糊状，然后将这些原料放入一个用棉布等天然材料做成的小袋子中，放在淋浴的喷头下，流水就会均匀地将燕麦的营养精华稀释，冲到皮肤上。当然，如果有条件，最好把燕麦袋放在浴缸中，浸泡20分钟，使其营养成分更加充分地被肌肤吸收。

肌肤粗糙、毛孔比较大的女性可以试试香花浴：把玫瑰花或菊花放在水里煮10分钟，过滤去渣，浑入洗澡水，再加2匙蜂蜜，有助于收紧毛孔、光洁皮肤、消除小皱纹。

想要美白肌肤的朋友可以试试盐醋浴：在浴水里加入一点盐以及几滴醋，能促进皮肤的新陈代谢，使皮肤更富有弹性。如果用之洗发还可以减少头屑，保持头发柔软光泽。

有皮肤疾病的人，可以把菊花、薰衣草等用文火熬1小时左右，滤去渣，倒入洗澡水中。另外有皮肤病的人可以在洗澡水中倒入200克白酒，经常用此洗浴，不仅可治皮肤病，使皮肤光滑柔软富有弹性，还可以治疗关节炎。

如果你的皮肤已经非常好了，那么也要注意保养，洗澡时，把略经稀释的牛奶涂抹在身上，15分钟后冲净，就能够保持皮肤的光滑细腻。

按照上面的方法沐浴，保证不用多久你的肌肤状况就会有所改善。需要提醒大家的是，搓澡不能太用力。洗澡时揉搓用力过大或反复揉搓，会导致皮肤变黑，这就是"摩擦黑变病"。摩擦黑变病的奥秘尚未完全揭开，但与用力搓澡的关系已被专家确认，所以大家洗澡时一定要对自己温柔点。更要注意不能天天搓澡，这很容易让皮肤变老，一般3天搓一次就足够了。

健康小贴士

边洗澡边做操能加强水对全身肌肤的按摩，使体表血管扩张，血液循环加快，改善肌肤组织营养，并能达到消除疲劳、促进睡眠、增强抗病力、保持皮肤健美的作用。沐浴健美操简便易学，收效较快，几乎适合每一位更年期女性。

第一节：两臂支持在浴盆的两侧，背部靠盆边取坐势，两腿自然伸直。然后慢慢将两腿举向空中并与身躯成45°，先弯曲右腿，再伸直放于水中。左右腿交替进行，均匀呼吸。

第二节：坐姿，两腿自然伸直，两手扶住盆沿一侧并转体90°，先右手向下用力使身体上浮，后左手用力将身体推向另一侧，再转体180°，然后反方向做，均匀呼吸。

第三节：将毛巾竖向折叠成布条状，然后手持两端托住后脑勺，两腿自然弯曲，先低头，呼气；后仰头，吸气，做仰头时两手要朝前用力。

第四节：坐姿，两腿伸直。先上举左腿，膝部绷直，并用双手抱住小腿用力压向躯干，停留片刻后复原。左右交替进行。

第五节：坐姿，两腿伸直。两臂上举，手心相对，上身连续做前俯后仰动作，后仰时吸气，前俯时呼气。

第六节：仰势，两手扶住盆沿，全身放松。身体做上浮下沉练习。注意要以胸部带动腹部，上浮时吸气，下沉时呼气。

沐浴健美操应在温水中浸泡几分钟后进行，每一节操开始学做时以3次为宜，以后陆续增至6次。在3个月内全套操最好每周坚持做1～2次。

❋ 董老师在线答疑录 ❋

网友问题：董老师，我们在洗澡时应选择什么样的肥皂呢？

董老师解答：我们在生活中使用的肥皂无非有4种：硬皂，含碱多，像洗衣皂；软皂，含碱量在25%以下，像各种香皂；过脂皂，不含碱；药皂。这4种肥皂功效各不同，适用的对象也不同。对于更年期女性来讲，由于皮肤含水量偏低，经常瘙痒，宜用含有石炭酸（即苯酚）的药皂。当然，有的人习惯用沐浴乳，也建议大家选用温和型的沐浴乳，因为一些含有香精、抗菌或者除臭的香皂、沐浴乳比较适合年轻人使用，更年期女性用久了会对皮肤造成伤害，它们会移除皮肤表面油层，导致皮肤干燥、瘙痒。

梳梳头发，让你美丽又减压

作为女性，对梳子可以说是再熟悉不过了。从小妈妈就会拿着梳子给我们梳两个可爱的羊角小辫儿，等我们渐渐长大，便开始自己梳头。可以说，正是因为有了梳子，我们才能够像对待漂亮衣服一样，在我们的头发上变出各种花样，平添几分魅力。

不过，对于更年期女性来说，梳子可并不仅仅起到一个梳理头发的作用，它其实还是一个按摩器，是一个减压保健的工具。

中医认为，头为一身之主宰，诸阳所会，百脉相通。发为血之余，肾之华。人体十二经脉和奇经八脉都汇聚于头部，有百会、四神聪、上星、通天、眉冲、太阳、率谷、印堂、玉枕、风池、哑门、翳明等近50个穴位；躯干四肢在头皮上的穴位分布呈"大字形"的形态规律。梳头时按摩这些穴位，加强头皮经络系统与全身各器官部位之间的沟通，促使诸阳上升，百脉调顺，阴阳和谐，具有疏通经络、运行气血、清心醒目、开窍宁神、平肝息风的功效。《诸病源候论·寄生方》说："栉头理发，欲得过多，通流血脉，散风湿，数易栉，更番用之。"由此可见，经常梳理头发具有升发阳气、通畅百脉、祛病强身的作用。

梳头有如此功效，您可能会急着问了，怎么梳头才能达到这样的功效呢？别着急，我一点一点告诉大家。

在梳头的时候，梳子很重要，最好选用牛角梳子或桃木梳子，如果没有，也可用手指代替，最好不要使用塑料或是金属制品的梳子，因为它们容易产生静电，对头发、皮肤有损伤。另外，梳齿宜宽大，这样既能确保在梳头时对头皮有一定力度的按摩作用，又不至于拉伤头发。长短大小不限，根据手握舒适度来看，一般以13～17齿的为好。

梳理的方法应从前额开始向后梳，梳时要紧贴头皮部位，用力要大小适中，动作缓慢柔和为宜。一般应在2分钟内大约梳100次为一回，每日早晨起床后应坚持梳2～5回，下午亦可再梳一次。当头皮有热胀、麻木的感觉时，说明已经达到预期目的。梳头5～7天后，洗头一次，坚持2～3个月即可出现明显的保健效果。

只要掌握了正确的梳头方法，长期坚持下去，不仅头皮瘙痒减轻，头屑减少，头发不再脱落，白发转黑，失眠症状也能够相应改善，并有头脑清醒、耳聪目明之感。长期从事脑力劳动的人，如能坚持每天使用本疗法，对于解除疲劳和大脑皮层的紧张状态，都大有好处。

------------------- ❋ **董老师在线答疑录** ❋ -------------------

网友问题：董老师，我听人说春天梳头事半功倍，请问有道理吗？

董老师解答：《养生论》说："春三月，每朝梳头一二百下，寿自高。"这说明春天勤梳头对养生具有重要的意义。春天是万物萌生、成长的季节，人体也在顺应自然的特点，阳气逐渐生发，最明显的表现就是毛孔开放，循环系统功能增强，新陈代谢加速。此时，养生的要点，就是要顺应天时，顺应生理，使肢体舒展，气血流畅。如每天梳理头发，只是"举手之劳"，却能达到宣行瘀滞、疏理气血、通达阳气的效果。

第四篇

董老师小妙招，
教你远离更年期综合征

俗话说，牙疼不是病，疼起来要人命。更年期综合征其实和牙疼相似：去医院找不到对应的门诊治疗，可烦起来真是要人命。我认为，更年期是一种综合征，它的表现多种多样，涉及女性身体的各个系统，比如神经、心血管、胃肠、生殖系统，甚至骨骼肌肉等，综合起来，就给女性造成了巨大的生理及心理负担。但是，哪怕只有其中一个症状，如失眠，也常常让人难以忍受。在这一篇里，我会教大家一些小方法，让大家能够在短时间内缓解相应症状，帮助大家减轻更年期综合征造成的负担。

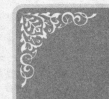

第一章
神经系统症状缓解妙招

失眠

　　更年期女性的睡眠质量普遍较差，常常出现入睡困难、多梦易醒、醒后有疲劳感等不良症状，这是因为更年期女性卵巢雌激素分泌大量减少，垂体促性腺激素增多，导致神经内分泌失调、自主神经系统功能紊乱，以及一些心理因素而造成的。当然，心悸、盗汗、热潮红等其他一些更年期不适也是导致失眠的重要因素。

◎ 对症食疗

　　1. 夜交藤粥

　　【材料】夜交藤60克，粳米50克，大枣2枚，白糖适量。

　　【做法】夜交藤用温水浸泡片刻，加清水500克，煎取药汁约300克，加粳米、白糖、大枣，再加水200克煎至粥稠，盖紧焖5分钟即可。

　　【用法】每晚睡前1小时，趁热食，连服10天为1个疗程。

　　【功效】养血安神，祛风通络。适用于虚烦不寐、顽固性失眠、多梦症以及风湿痹痛。

　　2. 酸枣仁茶

　　【材料】酸枣仁9克，白砂糖适量。

　　【做法】将酸枣仁拍碎，用开水冲泡，加糖调味。

　　【用法】代茶饮用。

　　【功效】养心安神。适用于虚烦失眠。

◎日常保健

睡前泡脚安神方

　　材料：米酒2800毫升，盐280毫升，老姜带皮捣汁280毫升，木质泡脚盆一个，开水适量。

用法：先将所有材料放入泡脚盆中，然后酌量注入开水，待水温降至脚可以耐受的程度，将双脚放入盆中浸泡，感到水变凉可随时加入热水使其维持热度，总共浸泡约30分钟。盆内的水不要倒掉，第二天加热可继续使用，连用3天后可换新水。另外，泡脚前可在胸前及背部各放一条干毛巾以吸汗。

疗效：消除全身疲劳，促进睡眠。

摩腹安眠法

晚上心烦睡不着，可以采用摩腹的方法来促进睡眠。

摩腹前，先将双手搓动1分钟，直到手心发热。将发热的掌心贴在肚脐上，快速地小范围摩动，注意只用一只手即可，累了可以换另一只手。一段时间后，大家就会发现肚脐内出现发热感，并且向四周发散开去，这时就可以停止了。很多人分不清摩腹和揉腹，其实这两者很好区别，摩只是对于皮肤的摩擦运动，而揉则需要向内压的力。

我们在摩腹的时候，主要是以劳宫穴（如图4-1-1）所在的掌心部位对着肚脐摩，劳宫穴是心包经上的经穴，而肚脐为先天经络汇聚之处，肾为先天之本，故必通于肾气。掌心的温热作用于肚脐，可以使心神交通，能够安神健脑，提高睡眠质量。

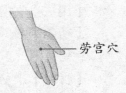

图4-1-1

◎生活提醒

环境对睡眠至关重要。一定要为自己布置一个安静、温度适宜、没有光线刺激的睡眠环境。睡前开窗通气，让室内空气清新、氧气充足，但应预防感冒。

睡前不要剧烈运动，不宜看刺激的电视节目或电影，不看深奥的书籍，勿牵挂家事，勿饮浓茶或咖啡。

睡前3小时之内不要吃任何东西，连喝水也要控制，解小便后再上床，避免膀胱充盈，增加排泄次数。

半夜必须起床时，尽量不要开大灯，可用小夜灯；起夜后再次入眠一般需要15分钟以上，不要太着急。

卧室内尽量不要放钟，避免因产生时间压力而失眠。

眩晕

眩晕是目眩和头晕的总称，以眼花、视物不清和昏暗发黑为眩；以视物旋转或如天旋地转不能站立为晕，因两者常同时并见，故称眩晕。头晕目眩也是更年期较为常见的一种症状，这种头晕往往是非旋转性的，表现为头沉、头昏等症状，眩晕程度因人而异。头晕目眩并不可怕，只要应对有方，完全可以有效预防。

◎ 对症食疗

1. 甲鱼汤

【材料】甲鱼1只，冰糖适量。

【做法】将甲鱼洗净后入沸水锅中煮约3分钟，捞出后去掉四脚、白衣、黑膜、爪尾、腹甲和内脏，重新放入锅内，加清水以武火烧沸，然后改用文火炖至熟烂，加适量冰糖调味。

【用法】吃肉喝汤，每日1次。

【功效】缓解更年期头晕症状。

2. 菊花粥

【材料】干菊花50克，粳米100克。

【做法】将干菊花入锅加清水煎成汤，再将粳米淘洗干净后，入菊花汤中熬煮成粥。

【用法】每日1次。

【功效】缓解更年期头晕症状。

◎ 日常保健

摩擦耳郭法

更年期头晕，不妨试试摩擦耳郭。首先，以掌心前后摩擦耳郭正反面十余次，这样便能疏通经络、振奋脏腑。然后，用拇、食指上下摩擦耳轮十余次。别看方法简单，对于缓解更年期常见的颈、肩、腰、腿痛，以及头痛、头晕很有效果。

肌肉放松法

当你感到头晕时，不妨做做肌肉放松练习，具体方法如下。

第一步：找一个安静环境，坐在舒适的位置上。

第二步：闭目，双足分开，宽与肩同，双手放在两腿上，尽量放松所有的肌肉，从足底开始，逐步向上直至面部，保持肌肉高度放松。

第三步：通过鼻呼吸，呼吸时心中默念"一"字，心中保持若无若有的状态。

按照以上方法持续锻炼20分钟，可有效改善头晕症状。该方法既可在感到头晕时锻炼，也可在平时清晨起床后锻炼1次，从而有效预防眩晕的发生。

健康小贴士

能不能睡好觉，和床是否舒适有很大关系。床铺太硬或是太软都不适宜，应软硬适中，通常以在木板床上铺垫约10厘米厚的棉垫的软硬度为最佳。这种厚度的棉垫能够适应人体表面曲线的需要，同时也能保持脊椎的挺直和正常的生理弧度，对于女性的睡眠和健康都有益处。

◎ **生活提醒**

易发生眩晕症状的更年期女性，日常生活最好避免太强烈的光线，避免太嘈杂的环境，保持生活环境的平和安静。

当眩晕发作时，要尽快平躺休息，避免头部活动，以免摔倒造成其他身体伤害。

易发生眩晕症状的女性朋友，身边最好常备安定片等镇静剂，还有止吐药物，以作应急之用。

眩晕症状好转后，要慢慢做一些头部和肢体的活动，逐渐摆脱虚弱的身体状态。

日常饮食宜以清淡为主，忌食高盐食品，以及酒、咖啡、浓茶、辛辣食品等对神经系统有刺激作用的食物。

抑郁

抑郁症又称忧郁症，是以情绪低落为主要特征的一种心理疾病。更年期抑郁症高发主要有两个原因：一是更年期女性会出现机体免疫力下降、神经内分泌系统功能以及性腺功能减退等现象，进而导致一系列的异常行为及情绪改变，而一旦陷入焦虑惆怅、多疑敏感等不良情绪中无法自拔，就会诱发抑郁症。二是这个年龄段的女性面临孩子的教育、老人的赡养等问题，生活压力较大，如果长期得不到宣泄就很可能导致负面情绪积压，最终引发抑郁症。

更年期抑郁症临床症状常见的有焦虑不安、紧张恐惧、稍有惊动就不知所措、情绪低落、悲观失望、常哭哭啼啼、自责自罪、主观臆断、猜疑他人，或是怀疑自己患某种病，尤其是"恐癌症"，甚则引起自伤、自杀等行为。此外，也有月经不调、性欲减退，或出汗、怕冷、消瘦、乏力等症状出现。

◎ 对症食疗

1. 猪肉苦瓜丝

【材料】苦瓜300克，瘦猪肉150克，油、盐适量。

【做法】苦瓜切丝，加清水急火烧沸，弃苦味汤。瘦猪肉切片，油煸后，入苦瓜丝同炒，加调味食用。

【用法】佐餐食。

【功效】可泻肝降火，缓解更年期抑郁症。

2. 莲心大枣汤

【材料】莲心3克，大枣10枚。

【做法】莲心研末与大枣共同煎汤。

【用法】每日1次，饭后服。

【功效】可益气补血，宁心安神。

◎ 日常保健

按摩法

按摩膻中穴（如图4-1-2），可以有效缓解抑郁所引发的胸闷、咳喘、吐逆、心悸等症状，具体做法是用中指对其进行按揉，揉50~100次。当人生气郁闷的时候，往往会习惯性地拍打胸脯，表面上看起来是在拍打胸脯，实际上拍打的却是膻中穴。膻中穴位于两个乳头连线的中点，处于正中心的心窝处，是心包经上的重要穴位，主喜乐。如果膻中穴不通畅的话，人就会变得郁闷，这对健康是非常不利的。按照西医的说法，膻中穴就是胸腺，是人体免疫系统的组成部分，当人出生以后它就会慢慢退化，所以在平日里，我们要经常按摩刺激这个穴位，以增强自身免疫力，同时让心情变得好起来，远离抑郁的困扰。

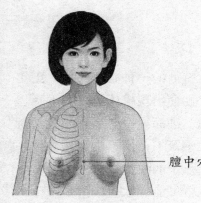

膻中穴

图4-1-2

绿豆耳压法

取穴：选神门点、肾点、心点为主穴，配穴用脑点、脑干点、枕点、皮质下点（如图4-1-3）。每次治疗时选用2～3个穴位，主配穴联合使用。

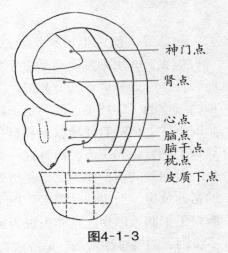

神门点
肾点
心点
脑点
脑干点
枕点
皮质下点

图4-1-3

操作方法：选取优质绿豆，先用剪刀或其他合适工具将其断成两半，在断面中心贴好胶布备用。再用大头针圆头从所选耳穴周围向中心点均匀按压，找出敏感点。将准备好的绿豆胶布对准耳穴贴好压紧，用手指揉按贴压的耳穴，以出现酸、麻、胀、痛感为宜，每日自行按压2～3次，最好是在中午以及晚睡前进行按压，每次按压2分钟。一周更换1次，夏日每周更换2次，6次为1个疗程。

伴有严重头痛的抑郁者，在运用这一疗法进行治疗的时候应该用力稍重些，而一些常年患病的人或者是体质较弱的人在运用这一手法的时候则要适当减轻力度。

◎ **生活提醒**

抑郁症实际是一种功能性疾病，是可以治愈的，更年期抑郁症患者要摆正心态，充分了解抑郁的性质，从而消除恐惧和疑虑。

研究发现，有规律地行走可以缓解抑郁症，因此建议抑郁症患者每天安排固定的散步时间。

更年期女性情绪不稳定，很容易跟家人发生矛盾，这就要求大家做到互相体谅，遇事应冷静，不要因为一点小事，或者一句不顺耳的话而大动肝火。

女性朋友们要学会合理安排并充实自己的生活，适当培养一些业余爱好，这样不仅可以增加生活的情趣，还能保持良好的大脑功能，增进身心健康。

女性更年期期间身体各方面都比较虚弱，所以要注意劳逸结合，尽量提高身体免疫力和抵抗力。

焦虑急躁

焦虑是大脑中枢神经长期过度紧张，导致高级神经活动功能障碍的一种疾患，而焦虑急躁则是更年期患者的一个重要特征。女性到了更年期时，身体开始衰老，精力减退，工作能力下降，而且可能即将退休，失去原已习惯的工作环境；同时由于内分泌功能的衰退，身体产生不适，健康状况不佳。伴随着环境改变和自身健康状况变化带来的忧虑，势必会造成精神上的紧张和压力。而且这一阶段，子女一般都已长大成人，面临着工作、婚姻等问题，作为父母必然为此担忧，这就进一步加重了更年期人群的精神负担。上述种种因素作用于身体基础薄弱的中年女性身上，就容易激发更年期焦虑症。具体表现为神经系统功能比较脆弱和不稳定，对外界不良因素的敏感性增加，适应能力下降等症状。

◎ 对症食疗

1. 甘麦大枣茶

【材料】淮小麦30克，甘草6克，大枣10枚。

【做法】将甘草和淮小麦研成粗末，加入大枣（去核），放入保温杯中，冲入沸水。

【用法】盖上盖子焖10～15分钟后不拘时饮用，最后可将大枣嚼服。如治失眠，可在临睡前1小时饮用。

【功效】缓解更年期失眠、焦虑症状。

2. 小麦大枣粥

【材料】小麦50克，大米100克，桂圆肉、大枣各20克，白糖适量。

【做法】将小麦淘洗干净，用热水浸泡。将大米、大枣洗净，再将桂圆肉切丁。小麦、大米、大枣、桂圆一同放入锅中，加适量清水，用小火熬至软烂成粥，最后加入白糖。

【用法】早晚趁热食用，连吃一周为1个疗程。

【功效】养心益肾、除烦安神、补脾止汗，适用于焦虑、烦热、失眠等症状。

◎ 日常保健

拉筋拍打法

第一步，保持站立的姿势，身体自然向前倾，双脚自然分开，保持与肩同宽。屈腿，抬起一条腿，抬高，用手拍打腿的内侧和外侧，然后抖一抖腿，再交换另一条腿。每次进行3分钟。

第二步，采取站立的姿势，先抬起左腿，保持膝关节与臀部同高。膝关节向内侧弯曲，用对侧的手拍打大腿；接着膝关节向外侧弯曲，用同侧的手拍打大腿。反复进行20次。

第三步，采取站立的姿势，双臂伸直，抬起一条腿，让对侧手与脚相接触，如果实在无法触及的话，就尽量去接触。交替进行，每次做20次。

呼吸冥想法

众所周知，冥想对于缓解焦虑情绪大有帮助。在这里，我就为更年期朋友们介绍一种呼吸冥想法。具体方法如下。

第一步，选择一个舒适的姿势让自己放松下来，双手自然地放在膝盖上，放松脸部肌肉、眼睛、鼻子、嘴唇、舌头。闭上眼睛，把注意力放在呼吸上，用鼻子呼吸。先不用刻意调整呼吸，只需观察自己呼吸的状态，如节奏、快慢、深浅等，静静地体会呼吸时的紧张与放松。

第二步，自然、平静地呼吸，尽可能地放松自己，几分钟之后，你的呼吸就会慢慢地变得平稳，你会越来越平静。继续观察自己的呼吸，继续体会呼吸的状态。你会发现自己的吸气和吐气比之前更加安静、平稳、平和。你可以用心地告诉自己：我正在慢慢吸气，我正在慢慢吐气。吸气时，想象自己正在感受大自然给予身体的能量；吐气时，感觉所有的紧张、浊气排出体外。

第三步，当注意力从呼吸上移开时，不要着急，静静地观察这种"游离"，然后慢慢地把意识引回到自己的呼吸上。随着练习时间的加长和次数的增多，对这种冥想方法日渐熟悉和适应，你一定会变得越来越平静，感到越来越舒适。

你可以根据自己的状态来调节冥想时间的长短。开始时，时间可以稍短，5分钟左右，然后慢慢增加到10分钟、15分钟，以至更长。

◎ 生活提醒

热水可加速体内血液循环，使身体放松，当我们感到紧张焦虑时，可以洗个热水澡。

音乐是对抗焦虑的好帮手，它不仅可以帮助身体放松，也使精神放松，心情愉快，使你积聚的压力得到释放。

要注意培养自己的业余爱好，如养花、书法、编织等，这不仅能转移

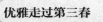

健康小贴士

美学家通过研究发现，颜色能滋养心气，而且效果比较明显。凡是鲜明、活泼，能使心情愉快的颜色以及具有缓和、镇静作用的清新颜色都可用在环境当中，给人以愉悦的视觉感受，进而产生滋养心气的效果，并使心理困扰在不知不觉中消释。

对更年期症状的注意力，而且能以"静"的习惯克服"躁"的不良情绪。

适当进行运动可以使神经系统兴奋和抑制等调节能力更为完善，从而使大脑皮质的功能得到调节，对于缓解焦虑、抑郁等症状都有帮助。

易疲倦

很多女性在进入更年期以后，会发现体力大不如前，总是有一种心有余而力不足的感觉，稍微做点家务就感到体乏无力，肌肉骨骼酸楚疼痛，甚至不愿意说话，精神也很难集中，即使休息也无法缓解这种疲劳。事实上，更年期疲劳不同于一般的劳累，不是仅靠休息就可以缓解的，它其实是身体开始老化的表现，需要由内而外的调理。

◎ **对症食疗**

1. 灵芝人参酒

【材料】灵芝100克，人参30克，冰糖300克，白酒1500克。

【做法】灵芝洗净切片，人参切片，冰糖打碎，共放入酒罐中，加入白酒，封紧罐口放置一周后，取其清液即可。

【用法】每日饮用2次，每次10毫升。

【功效】益精神，抗疲劳。用于过度疲劳、气血不足而致的头昏乏力、腰酸腿软等。

2. 胡萝卜甘蔗汤

【材料】胡萝卜50克，荸荠50克，甘蔗70克，水3杯。

【做法】材料洗净，胡萝卜、荸荠去皮切块，甘蔗去皮切小段，备用。将全部材料放入锅中，加水武火煮滚后，转文火熬煮30分钟。

【用法】佐餐食。

【功效】消除更年期疲劳，抗氧美白。

◎ 日常保健

拍手法

缓解疲劳有一个很流行的方法：拍手。把手掌合起来拍击时会发出"嘭嘭"的声音，这个声音通过听觉神经传到大脑，可以增强大脑功能。如果白天昏昏沉沉，四肢乏力，记忆力不佳，注意力也不集中，就可以进行拍击手掌的锻炼。当然，拍手的时候应注意不要影响到他人，最好早上去公园的时候进行。

手抓头按摩法

经常用手抓头按摩，对于消除疲劳、改善头皮营养状况、促进新陈代谢、调节皮肤分泌等，都具有很好的效果。具体方法如下。

手心向内，手指张开如抓痒一样。抓时闭眼，心神安定，身体放松。自前额上的头发抓起，由前向后，经头顶至后发际；再从后向前，循环往复。

此按摩法主要用两个小指头的螺纹面进行按摩，其他手指随着小指的按摩用指甲抓头皮，动作应匀缓轻柔，以免损伤头皮。在抓摩头部某一穴位时，要使意念集中于这个穴位，并且在呼气时抓、吸气时停，使意念、气、形（抓摩）三者结合，效果更佳。每天早起、午休及晚睡前各做1次，每次10分钟左右。

◎ 生活提醒

平常我们要多活动活动手指，比如把两个核桃放在手心里搓揉，不仅缓解疲劳，还可以防止老年痴呆。

平时注意休息，保证睡眠质量，即使睡觉时间不长，也要保证深度睡眠。

用温水洗浴，能舒缓肌肉关节紧张，有助于消除疲劳。

疲劳时到郊外走一走，感受美丽的大自然，呼吸新鲜的空气，体味令人心旷神怡的绿色环境。

在疲劳时听听让人陶醉、放松的美妙音乐，或者跳舞，从轻松自信的舞步中体会巨大的快乐。

记忆力减退

记忆力减退是更年期综合征的常见症状。进入更年期之后，女性朋友们不仅会有生理和心理上的种种不适，更令她们感到惶恐的是记忆力明显衰退：记不住别人的名字、放错物品或找不到东西的情况时常发生。美国的一项研究显示，女性更年期症状越严重，热潮红次数越多，记忆力也就越差。

◎ 对症食疗

1. 淮山芡实甲鱼汤

【材料】甲鱼1只，瘦肉160克，淮山80克，大枣10颗，芡实40克，枸杞1匙，姜1块，陈皮适量，盐适量。

【做法】甲鱼剖好、洗净，切小块备用。瘦肉洗净，切块，余水。大枣去核。陈皮泡软，去内瓤。用少许油起锅，爆香姜片，将甲鱼稍爆片刻，然后另起锅烧滚适量水，放入以上全部材料，用武火煮沸后改用文火煲2个小时。

【用法】佐餐食。

【功效】适用于更年期肝、脾、肾虚弱所致疲倦乏力和记忆力减退。

2. 洋葱银鱼炒蛋

【材料】洋葱半个，银鱼160克，鸡蛋2颗，胡萝卜1个，葱1根，姜茸少许，上汤适量，盐适量。

【做法】洋葱切条，胡萝卜切丝，葱切段。银鱼洗净，沥干。鸡蛋打成蛋液。起油锅，放入姜茸和银鱼兜炒片刻，然后加入蛋液炒匀盛起。再起油锅，将洋葱炒熟，淋入上汤，加入胡萝卜丝烩熟，再将鸡蛋银鱼回锅，调味拌匀。

【用法】佐餐食。

【功效】健脑益智，适用于更年期记忆力减退和骨质疏松。

◎ 日常保健

颈部松弛操

颈部与头部紧密相连，适当地放松颈部，也能起到健脑益智的作用，长期坚持可以有效缓解更年期记忆力减退。其方法如下。

取站姿，挺腰收腹，保持双肩平衡。

将右手扶在左耳上，头微倾至右边，并以右手轻轻按住左耳，尽量保持腰腹挺直，双肩平衡。此法可以扩张颈动脉，促进血液循环，补充脑部氧气。

右手指按住左耳向下压，同时左肩朝外用力伸直，停住10～15秒，此法可使肩部肌群伸展，促进肩膀放松。

松开手臂，姿势还原，深吸一口气后吐出。这时能马上感觉到头部的轻松与局部肌肉的放松。

随后再用左手扶右耳，依次动作，反复做8次。

张嘴闭嘴法

据研究，张嘴闭嘴有一定的强身健脑作用。具体方法是每天早晨到空气新鲜的地方，最大限度地张开嘴，先向外哈一口气，然后将嘴闭起来，深吸一口气。这样有节奏地张嘴闭嘴，并进行深呼吸运动，连续做100～200下。

张嘴闭嘴为何能健脑呢？这是因为向外哈气和用力深吸气能扩张肺脏和胸腔，增大肺活量，可使肺脏吸进较多氧气，增强身体活力。同时，嘴的一张一闭，通过面部的神经反射刺激大脑，有利于健脑益智。

◎ 生活提醒

手脑关系最为密切，手托两个铁球或核桃，在手中不停地转动，可使手脑协调，从而起到健脑的作用。

长期饱食，势必导致脑动脉硬化，出现大脑早衰和智力减退现象。

用被子蒙头，被窝里二氧化碳浓度就会升高，氧气浓度不断下降。长时间吸进二氧化碳浓度较高的空气，对大脑危害极大。

大脑消除疲劳的主要方式是睡眠。长期睡眠不足或睡眠质量太差，会加速脑细胞的衰老，聪明的人也会变得糊涂起来。

大脑有专司语言的功能区，经常说话，尤其是多说一些内容丰富、有较强哲理性或逻辑性的话，可提升大脑语言功能区的活力。整日沉默寡言、不苟言笑的人，相关功能区功能会退化。

第二章
心血管系统症状缓解妙招

热潮红

热潮红是更年期女性最常见、最感到困扰的症状。更年期女性经常会感觉体温急遽上升，热的感觉从胸部开始，像潮水一样迅速涌向颈部和面部。在这种突如其来的热量的影响下，血管迅速扩张，大量汗水排出，使得女性的面部甚至全身都突然红了起来，并伴随盗汗现象。通常这种症状会持续一两分钟，因为身体大量散热，热潮红过后女性往往又会觉得身体开始发冷，甚至会打冷战。

◎ 对症食疗

1. 桑葚蜜

【材料】桑葚子、蜂蜜各30克，五味子10克。

【做法】将桑葚子和五味子洗净，放入砂锅之中，加两小碗清水，武火煮沸后改用文火，煮至一小碗，晾凉至三四十度，用两层纱布过滤，去掉药渣，然后加入蜂蜜拌匀即可。

【用法】随证饮用，每日1次。

【功效】适用于阴虚内热所导致的热潮红。

2. 百合羹

【材料】新鲜百合1000克，藕粉500克，白糖适量。

【做法】将百合洗净，然后晒干或烘干，研成粉末，装在瓶子里备用。服食时，取百合粉、藕粉各1匙，然后加冷水2～3匙，打成薄芡，再加入白糖，用沸水冲泡拌匀即可。

【用法】每日2次，连服1个月。

【功效】缓解更年期热潮红症状。

◎ 日常保健

穴位按摩法

穴位按摩法对更年期的潮热出汗有比较好的效果。这种方法操作简单，但需要家人的配合。

具体方法为：更年期女性取坐位，家人立于其身后，以双手拇指点按后背部的肝俞、肾俞两穴（如图4-2-1），以补益肾脏，力度自己把握，以舒适为度；然后用五指推拿法，点按头部的百会穴、风池穴、头维穴三大穴（如图4-2-1、图4-2-2），以滋阴潜阳、通经活络。最后患者自己按摩上肢的曲池穴、内关穴，以宁心安神、理气和胃，同时请家人按摩下肢的阴陵泉穴、太溪穴、涌泉穴（如图4-2-3、图4-2-4、图4-2-5），以清化湿热、通利三焦。

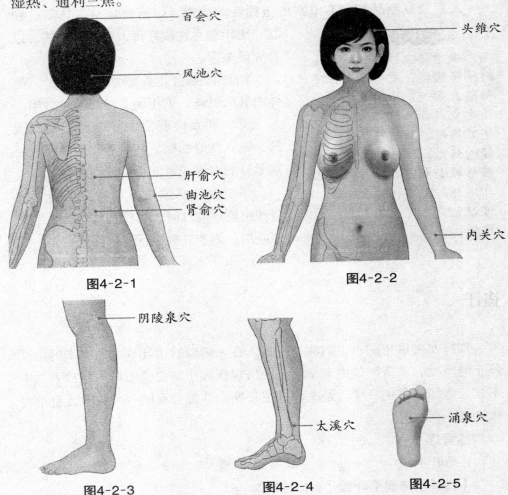

百会穴

风池穴

肝俞穴
曲池穴
肾俞穴

头维穴

内关穴

图4-2-1

图4-2-2

阴陵泉穴

太溪穴

涌泉穴

图4-2-3

图4-2-4

图4-2-5

腹式呼吸法

更年期女性在潮热发作的时候，还可以采用腹式呼吸法调节情绪，使身心得到放松。方法很简单：当你感到潮热来临时，先喝一杯凉开水，然后想象自己身处寒冷的地方，然后在热流开始上涌时做腹式深呼吸。另外，在平时做一些腹式呼吸的训练，也可以有效预防热潮红，我们正常的呼吸节奏是10～15次/分钟，腹式深呼吸要把节奏慢下来，最好慢到6次/分钟，也就是10秒钟一次，吸气5秒，呼气5秒，每天练习15分钟。腹式深呼吸时，可以将一只手放在胸部，另一只手放在腹部，以手感知腹部和胸部的起伏，从而更好地把握节奏。

◎ **生活提醒**

大豆及豆制品都含有丰富的植物性雌激素，可有效地减轻热潮红症状，更年期女性最好每天喝一杯豆浆，以补充雌激素。

油炸食品会让人感觉口干舌燥，使体内肝火更旺，更年期女性应避免食用。

更年期女性着装最好选择宽松、吸汗、透气性好的棉、麻质地的衣服，避免穿紧身的衣服或者皮革质地的衣服。

平时要注意适当放慢生活节奏，当身体出现热潮红时，可慢慢吸气，再缓缓地吐出，调整呼吸以保持情绪稳定。

健康小贴士

由于热潮红症状的发生时间不固定，更年期女性不妨随身带一把小折扇和一条小毛巾以备不时之需。当身体发热时，可随时扇风，减轻闷热感，保持凉爽。一条棉质的小毛巾可随时解决出汗问题，尤其在公众场合，可避免突然"汗流浃背"的尴尬。

盗汗

盗汗是中医里的一个病症，是指人在入睡以后出汗异常而醒来时出汗停止的情况。"盗"是用来形容汗液出现犹如小偷夜间盗窃一样神不知鬼不觉。盗汗和潮热一样，是大部分更年期女性都会有的一个症状，会给身体带来不利影响。

◎ **对症食疗**

1. 桑叶水

【材料】新摘桑叶数片，冰糖适量。

【做法】桑叶加水熬汤，然后加冰糖饮用。熬的时间不宜过长，以免影响营养成分发挥作用。

【用法】因为桑叶本身性寒，所以一定得加热以后饮用。

【功效】适用于更年期盗汗。

2. 黄芪鸡肉粥

【材料】母鸡1只（重1000～1500克），黄芪15克，粳米100克。

【做法】先将母鸡去毛及内脏、剖洗干净，浓煎为鸡汁；取黄芪水煎2次取汁，加适量鸡汤及粳米煮成粥。

【用法】早晚温热服食。

【功效】益气血，填精髓，补气升阳，固表止汗，对于更年期出汗症状有一定疗效。

3. 黑豆腐皮汤

【材料】黑豆50克，豆腐皮50克。

【做法】同煮汤，加适量油、盐调味食用。

【用法】佐餐食。

【功效】有滋养补虚、止汗功效，可治自汗过多及阴虚盗汗等症。

◎日常保健

按摩法

选取中府穴、太溪穴、照海穴、然谷穴、涌泉穴几个穴位（如图4-2-6、图4-2-7、图4-2-8），每天早晚按摩，按摩穴位时最好能有酸麻胀痛的感觉，或者有气传导的感觉，这样效果会更好。

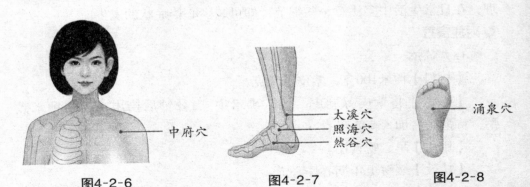

图4-2-6　　　　　　图4-2-7　　　　　　图4-2-8

此法适用于阴虚火旺引起的盗汗，此症通常伴有心烦失眠、两颧发红、手脚心热、下午潮热、口渴、小便黄、大便干等症状。

◎ 生活提醒

患者要自寻快乐，经常欢笑，以增强免疫力，使各个器官产生协调一致的活动，令精神处于兴奋的状态，促进人体分泌对身体健康有益的激素。

要多运动，促进血液循环，加快新陈代谢，改善心肺、大脑的功能，使体内的脂肪能够大量消耗，使身体更加健康。

患者的被褥、铺板、睡衣等，应经常换洗晾晒，以保持干燥；患者应经常洗澡，以减少汗液对皮肤的刺激。

条件允许时，可适当调节一下居住环境的温度与湿度，如阴虚血热者的居住环境应偏凉一些。

重症盗汗且长期卧床的患者，家属应更加注意护理，避免发生褥疮。还要注意观察患者的面色、神志、出汗量大小，如有特殊变化要及时向医生报告。

心悸心慌

心悸心慌也是更年期女性经常会遇到的，主要表现为心跳突然之间加快，心前区有憋闷的感觉。症状持续时间通常较短，1~2分钟即可恢复正常，有时伴随热潮红一同发生，有时单独发生。心悸心慌同热潮红一样，也是由于体内雌激素大量减少造成的。女性朋友们不必对其产生畏惧心理，在日常生活中多注意一些细节，即可减少心悸症状的发生。

◎ 对症食疗

1. 大蒜粥

【材料】粳米100克，紫皮蒜30克。

【做法】将紫皮蒜剥皮，放入沸水中煮1分钟后捞出。再将粳米煮粥，待粥熟后加入蒜瓣略煮。

【用法】早、晚食用。

【功效】缓解更年期心悸心慌。

2. 芹菜大枣汤

【材料】芹菜根5个，大枣10颗。

【做法】上料共煮汤。

【用法】食枣饮汤，每日2次。

【功效】缓解更年期心悸心慌。

◎ 日常保健

捏腋前法

将一只手的拇指放在对侧腋前，其余四根手指放在腋窝中，对合用力捏拿腋前肌肉1分钟，双侧交替进行。这个方法可以活血通络、疏经止痛、缓解更年期心悸症状。

两穴按压法

郄门穴位于手臂正面中央，手腕和手肘的中间。用拇指持续按压3～5秒，休息1～2秒，按照上述步骤反复做3～5次。

膻中穴也是缓解心悸心慌的大穴，将右手掌掌根紧贴位于双乳之间的膻中穴，用适当力度先顺时针后逆时针各揉1分钟，以局部发热为度，可以宽胸理气，缓解心悸。

◎ 生活提醒

大豆及豆制品所富含的植物性雌激素有利于缓解和减少心悸症状，山药和牛蒡有利于促进雌激素的分泌，莲子有安神养心的作用，更年期女性可适当多吃这类食物。

紧张的情绪会直接影响心脏的状态，从而增加心悸发生的概率。因此，在更年期期间，应适当放慢生活节奏，从容地生活，使心脏处于一种平和、宁静的状态。

瑜伽、太极拳等运动休养方式都有助于放松身心、舒缓压力，更年期女性不妨选择一种适合自己的运动方式，并坚持下去，从而帮助改善心悸症状。

裙带或腰带系得过紧会使腰以下的血液循环受阻，下蹲时心脏负担加重，容易引起心悸，因此要穿着宽松的服饰，放松裙带或腰带。

研究发现，养宠物可以使心血管的活动节律减慢，有条件的更年期女性不妨一试。

如果心悸比较严重，尝试了各种方法都不能有效缓解，建议立即去医院就医。

高血压

高血压是一种世界性的常见疾病，世界各国的患病率高达10%～20%，截至2015年2月，我国18岁以上成年人中，高血压患者超过3.3亿人。高血压最可怕之处在于它带来的隐患，比如心、脑、肾等器官疾病，危害性最大的则是心脑血管病。

更年期出现的高血压叫作更年期高血压，是更年期综合征的症状之一。更年期女性卵巢功能衰退，雌激素分泌减少，导致内分泌失调，自主神经功能紊乱，产生睡眠不好、情绪不稳、烦躁不安等症状，引起血压波动，从而罹患更年期高血压。更年期高血压症状一般是收缩压上升，舒张压改变较少或没有，同时伴有眩晕、头痛、耳鸣、眼花、健忘、失眠多梦等症状。

◎ 对症食疗

1. 香蕉芒果酸奶

【材料】芒果300克，香蕉1根，无糖酸奶半杯，蜂蜜1匙。

【做法】芒果和香蕉去皮，切成小丁，放入果汁机中打成果汁，再加入酸奶打匀，最后倒出来加入蜂蜜调味。

【用法】每日1杯。

【功效】降低血压，润肠通便。

2. 杂粮饭

【材料】发芽米60克，小米、紫米各20克，荞麦、薏苡仁、燕麦各30克。

【做法】杂粮洗净，薏苡仁和荞麦浸泡2小时，然后与其他食材一起放入电饭锅内，加水蒸熟。

【用法】每日1小碗。

【功效】祛脂降压。

◎ 日常保健

按摩降压法

适当按揉太冲穴（如图4-2-9）可以疏肝理气，平肝降逆，不让肝气升发太过；按揉肾经上的太溪穴（如图4-2-10）能够补肾阴，从而达到给肝木浇水的目的；按揉大肠经上的曲池穴（如图4-2-11）可以扑灭火气，坚持每天按揉这3个穴位3～5分钟，每次不少于200下，降压效果最好。

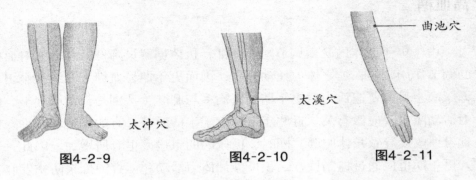

曲池穴

太溪穴

太冲穴

图4-2-9　　　　图4-2-10　　　　图4-2-11

泡脚降压法

用中药泡脚是比较简易有效的降压法，具体方法如下：取钩藤30克剪碎，放到盆里以小火煮，10分钟以后端下，水温稍凉时加入冰片，然后泡脚20分钟。长期坚持，有明显的降血压作用。

◎ **生活提醒**

减少饮食中脂肪的摄入，特别是动物性脂肪酸，如肥肉、肥肠等。

许多富含纤维的蔬菜，如豆芽、萝卜、芋头、海藻、叶菜类、土豆、黄瓜、青椒等，有助于消化液分泌，增加胃肠蠕动，促进胆固醇的排泄，利于降压，可以适当多食用。

女性到更年期时要注意食盐的摄入量，轻度高血压患者每人每天摄入食盐量应控制在6～8克以下；有急性高血压病的人，食盐应严格控制在1～2克。咸菜、腐乳等高钠食品，应禁食。

陆上动物性肉类通常含有大量的饱和脂肪酸，建议减少陆上动物性肉类食物，不妨以低脂乳制品类、豆类和鱼虾类为主要蛋白质来源。

健康小贴士

高血压患者不适合做登山运动。这是因为在登山过程中，人体血压波动较大，尤其是收缩压易受体位变动的影响，登山时，常常发生体位性低血压。对于中老年妇女来说，其心、脑、肾等器官存在着不同程度的老化和血管硬化现象，登山运动常会引发脑出血、心力衰竭、心肌梗死等并发症。平日里就常常感到头昏、眩晕的女性，更加不适合登山。

高血糖

由于更年期体内激素调节功能紊乱，机体糖耐量降低，胰岛素对血糖的调节作用减弱，加之体力活动减少，因而更年期易血糖上升，甚至引发糖尿病。目前普遍认为，更年期糖尿病多与肥胖（特别是长期肥胖）、体力活动减少及应激有关。近些年来，由于生活改善，有的人运动减少、饮食习惯改变导致身体肥胖，同时，糖尿病的患病率也有所增加。因此，进入更年期可以通过控制饮食、积极参加体力活动和体育锻炼来防止发胖，控制体重是防治糖尿病的重要措施之一。

◎ **对症食疗**

1. 苦瓜炖豆腐

【材料】苦瓜250克，豆腐200克，盐、酱油、葱花、香油各适量。

【做法】苦瓜切片，锅中油热后，将瓜片倒入锅内煸炒，加盐、酱油、葱花等作料，添汤，放入豆腐一起炖熟。淋香油调味。

【用法】随饭食用。

【功效】降血脂，降血糖。

2. 素烧冬瓜

【材料】冬瓜100克，植物油5克，盐、香菜各适量。

【做法】冬瓜去皮切成长方块，将香菜洗净切末。油锅烧热后，下冬瓜煸炒，待半熟，稍加水烧开，加香菜和盐即成。

【功效】消脂利尿，降低血糖。

◎ **日常保健**

抱腹颤动法

通过抱腹颤动可达到调整阴阳、调和气血、疏通经络、益肾补虚、清泄三焦燥热、滋阴健脾等功效，进而控制血糖升高。

具体手法如下：双手抱成球状，两个小拇指向下，两个大拇指向上，两掌根向里放在大横穴上（位于肚脐两侧一横掌处）；小拇指放在关元穴上（位于肚脐下4个手指宽处，见图4-2-12）；大拇指放在中脘穴上（位于肚脐上方一横掌处，见图4-2-12）。手掌微微往下压，然后上下快速地颤动，每分钟至少做150次。此手法应在饭后30分钟，或者睡前30分钟做，一般做3～5分钟。

艾灸疗法

艾灸取穴：大椎、肺俞、脾俞、神阙、关元、足三里（见图4-2-12、图4-2-13、图4-2-14）。可用艾条温和灸或用多眼艾灸盒在腹部艾灸。每日1～2次，每次每穴20～40分钟。每10天为1个疗程，疗程间休息3～5天后继续第二轮的治疗，3个疗程基本可以见到理想疗效。经3个疗程后，患者多饮、多尿、易饥等症状均有改善，体力普遍增强。

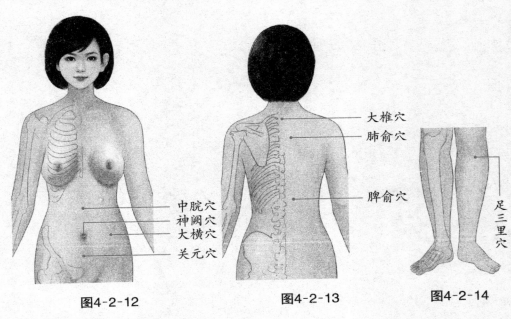

中脘穴
神阙穴
大横穴
关元穴

大椎穴
肺俞穴

脾俞穴

足三里穴

图4-2-12　　　　图4-2-13　　　　图4-2-14

◎ 生活提醒

适当运动能提高肌肉对胰岛素的敏感性，降低循环甘油三酯的水平，增加高密度脂蛋白胆固醇的水平。

饮食要坚持低脂肪为主，以复合碳水化合物、蔬菜、水果和可溶性纤维为主，严格限制精制糖如蔗糖、葡萄糖等的摄入，总脂肪的摄入应小于每日热量的30%。

餐后如有饥饿感，可进食低热量高纤维食物，如食用含糖少的蔬菜，用水煮后加一些佐料拌着吃。

酒精能够产生热量，但是酒精代谢并不需要胰岛素，因此少量饮酒是允许的，但一定不要过量。

糖尿病患者可饮冷茶而不宜饮热茶。因为茶叶中含有能抑制胰岛素合成的物质，同时也含有能除去血液中过多糖分的多糖类物质。倘若用开水或温开水泡茶，就使茶叶中的多糖类物质受到严重破坏而降低疗效。因此，糖尿病患者饮茶时，最好是用冷开水浸泡。

第三章
胃肠系统症状缓解妙招

便秘

女性进入更年期以后，肠道趋于老化，很容易出现便秘的情况。便秘不算病，但其危害很大。首先，积存在体内的粪便，会释放出有毒物质，让人食欲不佳、腹胀或腹痛、呃逆嗳气等。除此之外，还会诱发痔疮、肛裂等多种问题。尤其是对于女性来说，粪便积聚在肠内，压迫生殖系统，会诱发各种妇科病，甚至加重更年期综合征。

◎ 对症食疗

1. 当归茶

【材料】当归20克，水7杯。

【做法】将当归洗好，切成丁或片，加水，用大火煮。水烧开后，改小火再煮15分钟。待到香味溢出的时候，把当归捞出即成。

【用法】代茶饮。

【功效】刺激肠胃蠕动，润滑肠道，使排便顺畅，尤其对更年期便秘有特殊疗效。

2. 麻子仁粥

【材料】麻子仁20克，大米100克，白糖适量。

【做法】将麻子仁择干净，放入锅中，加清水适量，浸泡5～10分钟后，水煎取汁，加大米煮粥，待熟时调入白糖，再煮一二沸即成。

【用法】每日1剂，连续3～5天。

【功效】润肠通便，滋养补虚，适用于邪热伤阴，或素体火旺，津枯肠燥所致的大便秘结。

◎ 日常保健

揉脐法

治疗便秘的一个重要方法就是揉肚脐。人体肚脐这个位置叫神阙穴，神阙穴对于人体相当重要，被认为蕴含着无尽的能量，日常多揉一揉肚子，点一点神阙穴具有保健功效。具体的方法是在肚脐上边盖一层薄布，用手指一上一下地点按，然后轻微地揉动，绕着肚脐，按照逆时针方向慢慢揉动。长期坚持点按和揉推，便秘会有所改善。

舒畅通络操

第一节，身体坐直，叉开虎口插在腰间，虎口处用力，肌肉处于紧张状态，在腰间上下按摩。这个动作可以帮助按摩腰部穴位和神经，起到辅助作用。

第二节，用大拇指指腹按住肋骨交汇的"心窝"处，顺着人体总心线从下往上推，一直推到锁骨的中心交汇处。这个动作有助于舒缓胸中、胃中聚集的郁结之气。此动作可以在排泄的同时完成，能够有效帮助排泄腹中污垢。

◎ 生活提醒

最佳的排便时间是在清晨睡醒之后，这样能及时把前一天的废物和毒素排出，达到预防便秘的效果。

在排便时最好不要看书报、打电话、聊天等，研究表明，排便时兼做其他事会阻碍排泄的自然反射。

喝水要科学，最好饮用当天烧开后自然冷却的温开水，每天最少要喝8～10杯，或者喝一些绿茶，并且坚持每天睡觉前和早起后各饮一杯白开水。

水果中含有大量的纤维素，能增加肠胃的活动，使排便更为顺畅。香蕉、猕猴桃有促进胃肠蠕动、清洁肠道的作用，可以适当食用。

健康小贴士

便秘的人走路时，应该尽可能地加大腰部和胯部的转动，可以把自己想象成模特正在T型台上走秀一样，走弹跳量大的猫步，这样也能对腹腔进行一定的按摩，加强内脏的运动，特别是刺激肠胃的蠕动，从而促进各个器官对营养的吸收和肠道蠕动以排泄废弃物。这种走路方法对肠胃功能紊乱、消化不良引起的便秘有非常明显的疗效。

反胃

反胃是指以进食后脘腹闷胀、宿食不化、朝食暮吐、暮食朝吐为主要临床表现的病症。多由饮食、酒色不节所伤，或长期忧思郁怒，使脾胃功能受损，以致气滞、血瘀、痰凝而成。更年期女性由于肠胃功能变差，较容易出现反胃的情况。

◎ 对症食疗

1. 蒲公英竹茹饮

【材料】竹茹、蒲公英各30克，白糖适量。

【做法】前两味加水适量煎煮，取汁兑白糖调味即可。

【用法】每日1剂，代茶分次饮用。

【功效】有清热消炎、降逆止呕功效。

2. 白菜粥

【材料】大米200克，白菜300克，鸡蛋2个，葱、姜、盐、酱油各适量。

【做法】大米淘净浸泡1小时，白菜取心切细丝，姜、葱分别切丝，鸡蛋打散备用。油锅烧热，放入葱姜爆炒出香味，然后放入白菜，倒入酱油，不断翻炒，当白菜丝快要炒熟时放入盐，炒熟后盛出备用。另取一锅，将大米熬粥，熟后加入鸡蛋液和白菜丝，搅拌均匀即可。

【用法】早晚食用。

【功效】适用于更年期反胃、消化不良。

3. 木瓜银耳糖水

【材料】木瓜半个，银耳1朵，枸杞、冰糖各适量。

【做法】银耳用冷水泡发，去掉黄蒂，撕成小朵。枸杞泡软。木瓜去皮去籽，切成小块。先将银耳放入砂锅中，加水以武火煮沸，后调成文火焖煮30分钟，再加入冰糖继续煲煮至汤汁黏稠。随后在汤中加入木瓜、枸杞，一起煲煮10分钟。

【用法】每日1次。

【功效】适用于更年期反胃、消化不良。

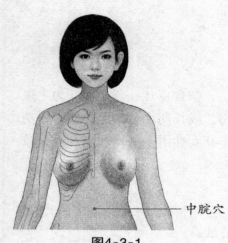

中脘穴

图4-3-1

◎日常保健

艾灸疗法

用艾条直接在中脘穴（见图4-3-1）位置灸半个小时，或者是用暖水袋在中脘穴处捂半个小时，可有效改善反胃症状。长期肠胃不适的人要坚持调理，每隔几天艾灸一次，连续1个月左右就可以感到胃部舒适感增强了。

◎生活提醒

注意调节饮食，戒烟酒等刺激物品，保持心情舒畅。

平时饮食应该选择容易消化的食物，如软米饭、萝卜、菠菜、南瓜、豆腐、鸡蛋、白鱼肉、瘦肉等，避免粗硬食物；烹饪方式宜清炒、清蒸。

定时定量用餐，保证饮食规律是非常重要的。平时容易饥饿的患者可以采取少食多餐的方式，餐间可喝些牛奶、豆浆。

腹胀者不宜食用豆类、薯类、牛奶等容易胀气的食物；反酸者饮食不宜过饱，避免食用坚果、肥肉等高脂肪食物和油炸食物，不宜吃春笋、芹菜等粗纤维食物，忌辛辣、刺激食物，烹饪时不宜放桂皮、花椒等香辛调料。

口中异味

"最近不知道怎么回事，嘴里总是有股臭味，都不敢张嘴说话，见人就只能笑笑，而且自己也真的觉得很难受。"经常会听到更年期女性这样说。口中异味，也称口气、口臭，主要原因有3种：第一种是因为食物残留在口腔中发酵，形成腐败物。第二种是口腔中有炎症，如牙周炎、牙龈炎等。第三种导致口臭的原因，就是人们常说的"肠胃热、胃火旺"。

研究发现，顽固型口臭的高发人群分为两类：一是长期熬夜缺乏睡眠的人群，二是更年期人群。女性到了更年期，常出现月经不调、内分泌紊乱、情绪急躁等更年期综合征症状，不仅会直接降低人体抵抗力，也会影响其他脏器的正常功能，比如口腔的杀菌、自净功能会有所退化。所以，口臭是更年期女性不可忽视的一个问题。

◎ **对症食疗**

1. 藿香粥

【材料】干藿香15克，粳米50克。

【做法】将藿香洗净，放入铝锅内（一定要用铝锅），加水煎5分钟，弃渣取汁待用。粳米洗净入锅，适量加水，置武火上烧沸，再用文火熬煮，待粥熟时，加入藿香汁，再煮沸即可食用。

【用法】每日1次。

【功效】除口臭。

2. 薄荷粥

【材料】鲜薄荷叶30克，粳米50克。

【做法】将鲜薄荷叶洗净，入锅，加适量水熬，弃渣取汁待用。将粳米淘净，加适量水煮至米熟，再加入薄荷叶汁，煮沸即可食用。

【用法】每日1次。

【功效】除口臭。

3. 绿豆鸡蛋花

【材料】鸡蛋1枚，绿豆20克。

【做法】鸡蛋打入碗内拌成糊状，绿豆适量放入陶罐内用冷水浸泡15分钟，放火上煮沸约1.5分钟（不宜久煮），这时绿豆未熟，取绿豆水冲鸡蛋花饮用。

【用法】每日早晚各1次。

【功效】除口臭，治疗口腔溃疡。

◎ **日常保健**

拔罐法

取穴：水沟穴、大陵穴、脾俞穴、胃俞穴（如图4-3-2、图4-3-3、图4-3-4）。

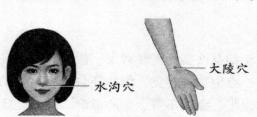

图4-3-2　　　　　图4-3-3

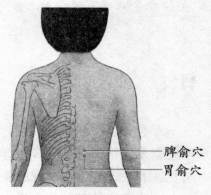

图4-3-4

治疗方法：选择大小适宜的玻璃罐和真空罐，首先用仰卧位，用闪火法将罐吸拔于水沟、大陵穴（如图4-3-2、图4-3-3），留罐15～20分钟。然后俯卧位，将罐吸拔于脾俞、胃俞穴，留罐15～20分钟。

疗程：每天1次，15次为1个疗程。

按摩法

在脚背上有一个内庭穴（如图4-3-5），它就在第二个脚趾和第三个脚趾之间缝纹端的凹陷上。点按内庭穴就可以使脾胃的湿热症状得到改善，口臭也就慢慢消失了。在按摩内庭穴的时候，可以借助一些头部圆小的器具，但不要过于尖锐，因为用手指在内庭穴进行按摩通常效果不是很好。

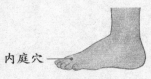

内庭穴

图4-3-5

◎ 生活提醒

茼蒿可以利肠胃，通血脉，除膈中臭气。茼蒿的茎和叶有蒿之清气、菊之甘香，且鲜香嫩脆。有口臭的女士，可用茼蒿煮水饮汤，每天2次。

有顽固性口臭的人，应坚持每顿饭后刷牙，平时注意保持口腔湿润，勤喝水。

健康小贴士

很多女性在感到压力突然增大的情况下，也容易在刷牙时引发牙龈出血，并且伴有口臭的症状。这时，要注意缓解自己的压力，同时到正规口腔医院去做一下龈上洁治术（即洗牙），然后坚持配合正确有效的刷牙方法。

吃饭时不要吃得过饱，饱食易引起口臭；但空腹时间不宜过长，长时间空腹同样易导致口臭。

因食用刺激性食物（如大蒜）引起的口臭，可通过嚼茶叶、口香糖或吃几个大枣的方法来消除。

睡眠时间不宜过长，过多的睡眠易导致口臭。

胃炎

胃炎分急性和慢性两种，更年期女性多为慢性胃炎。慢性胃炎，轻者可能毫无症状，只是会在胃部有一点饱胀的感觉，偶尔还会打嗝，如果逐渐发展下去，有可能出现腹痛、腹胀、食纳不香、恶心欲呕、反酸、疲乏无力、消瘦，甚至是消化道出血等症状。慢性胃炎如果久患不愈的话，还有可能发展成为溃疡或者癌变。

◎ **对症食疗**

1. 大枣糯米粥

【材料】大枣10枚，糯米100克。

【做法】同煮稀饭。

【用法】早晚各服1次。

【功效】养胃，止痛。

2. 鲫鱼糯米粥

【材料】鲫鱼2条，糯米50克。

【做法】共煮粥食。

【用法】早晚各服1次。

【功效】补阴养胃，适用于慢性胃炎。

◎ **日常保健**

按摩疗法

第一步：患者取仰卧位，以中脘穴（如图4-3-6）为圆心，用掌根在腹部按摩大约3分钟。

第二步：患者取仰卧位，两手分别从两旁夹住一侧的腹直肌进行提拿，由上到下慢慢行进，一侧完毕后转为另外一侧，共持续2分钟。

第三步：患者取坐位，屈肘，以一手的中指指腹在另外一只手的曲池穴（如图4-3-7）上进行按揉，按揉1分钟之后，再换另外一侧操作1分钟。

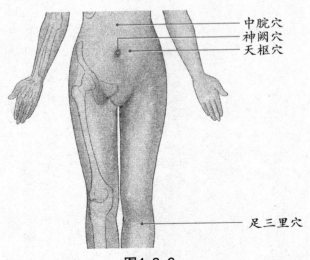

图4-3-6

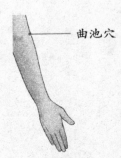

图4-3-7

第四步：患者取仰卧位，两手的示指分别抵住腹部的天枢穴（如图4-3-6），开始稍微用力揉动，渐渐地开始加力，以能够忍受为度。大约进行2分钟。

第五步：取坐位，拇指在外握拳，用拇指的指间关节背敲击同侧的足三里穴位（如图4-3-7）。每侧敲击1分钟，共敲击2分钟。

拔罐法

取穴：中脘、神阙（如图4-3-6）。

治疗方法：采用单纯拔罐法，留罐10～15分钟。

疗程：每日1次。

◎ **生活提醒**

精神抑郁或过度紧张和疲劳，容易造成幽门括约肌功能紊乱，胆汁反流而发生慢性胃炎。所以，更年期女性首先要有一个好心情。

烟草中的有害成分能促使胃酸分泌增加，对胃黏膜产生强烈刺激，过量吸烟会引起胆汁反流。过量饮酒或长期饮用烈性酒会使胃黏膜充血、水肿，甚至糜烂，慢性胃炎发生率明显增高。故应戒烟忌酒。

勿将痰液、鼻涕等带菌分泌物吞咽入胃，否则易导致慢性胃炎。

过酸、过辣等刺激性食物及生冷不易消化的食物应尽量避免，饮食时要细嚼慢咽，使食物充分与唾液混合，有利于消化和减少胃部的刺激。

饮食宜按时定量、营养丰富，多吃富含维生素A、维生素C、B族维生素的食物，忌服浓茶、浓咖啡等刺激性的饮料。

第四章
泌尿生殖系统症状缓解妙招

月经不调

有人认为，更年期月经紊乱是正常现象，不用调理。其实不然，女性在更年期内出现的一系列症状都是源于身体自身调节能力下降导致的平衡失调，而这种不平衡的最直接反映就是月经失调，所以调经养血是治疗更年期综合征的首要任务，同时也是关键。女性在更年期月经不调的具体表现极为复杂，有的是周期延长，由正常20～30天变为2～3个月或更长的时间行经一次；有的变为持续性阴道出血，淋漓不断达1～2个月不止；有的经期长短不一，出血量时多时少；还有的先是短期停经，而后发生子宫出血等。

◎ **对症食疗**

1. 黑木耳大枣茶

【材料】黑木耳30克，大枣20枚。

【做法】黑木耳和大枣一同煮汤。

【用法】每日1次，连服数次。

【功效】补中益气，养血止血，主治气虚型月经出血过多。

2. 茴香酒

【材料】小茴香、青皮各15克，黄酒250克。

【做法】将小茴香、青皮洗净，放入酒中浸泡3天，即可饮用。

【用法】每次15～30克，每日2次。对于不喝酒的女性，可用醋代替。

【疗效】疏肝理气，主治经期先后不定、经行不畅、乳房及小腹胀痛等症。

3. 当归羊肉汤

【材料】当归、生姜各10克，羊肉片100克。

【做法】加水同煮，熟后加盐。

【用法】饮汤食肉。

【功效】适宜于月经后延、量少、腹冷痛等症。

◎ 日常保健

自我按摩疗法

更年期月经不调的女性，可以采用自我按摩的方法来调节，具体分为4步。

第一步，先用左手掌心叠放在右手背上，然后将右手掌心放在下腹部，先按顺时针后按逆时针做环形按摩2分钟，直到皮肤发热。

第二步，用右手大鱼际（如图4-4-1）按摩腹部关元穴（如图4-4-1）1分钟。

第三步，两手分别放两侧腰骶部，自上而下用力搓擦1分钟，然后两手叉腰，用拇指按揉同侧肾俞穴（如图4-4-2）1分钟。

第四步，用示指分别点按左右两侧足三里穴（如图4-4-1）各1分钟，然后用双手掌心按住同侧血海穴（如图4-4-1），用力按揉1分钟。

需要特别注意的是，自我按摩在月经期间一定要停止。

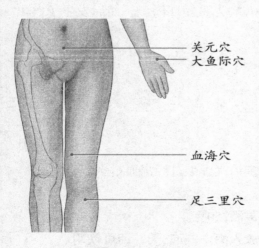

关元穴
大鱼际穴

血海穴

足三里穴

图4-4-1

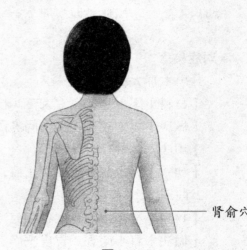

肾俞穴

图4-4-2

◎ 生活提醒

有关数据表明，每天吸烟1包以上或饮高度白酒100毫克以上的女性中，月经不调者是不吸烟喝酒妇女的3倍，所以更年期女性应当戒烟戒酒。

女性夏季贪凉，经期受寒，长期滥用或经常大量使用抗生素等也会引起月经量过少，甚至闭经。

应保持精神愉快，避免精神刺激和情绪波动，在月经期内出现下腹发胀、腰酸、乳房胀痛、轻度腹泻、容易疲倦、嗜睡、情绪不稳定、易怒或易忧郁等个别现象，均属正常，不必过分紧张。

注意外生殖器的卫生清洁，月经期绝对不能性交。

女性经期时出现异常现象应考虑去医院进行检查，以免耽误病情。如果持续出血24小时后没有减少，而且出血量大，或者月经少到没有，应立即去看医生。

外阴瘙痒

外阴瘙痒是妇科疾病中常见的一种症状。外阴是特别敏感的部位，妇科多种病变及外来刺激均可引起瘙痒，使人寝食难安、坐卧不宁。外阴瘙痒多发生于阴蒂、小阴唇，也可波及大阴唇、会阴和肛周。多为阵发性发作，一般夜间重。瘙痒重者，可见皮肤抓痕。更年期女性由于缺乏雌激素，导致皮肤缺血，弹力组织减少，再加上阴部萎缩，所以外阴瘙痒高发。

◎ 对症食疗

1. 马鞭草蒸猪肝

【材料】猪肝60克，马鞭草30克。

【做法】将猪肝和马鞭草切成小块拌匀，用盖碗装好放蒸锅内蒸半小时，取出即可食用。

【用法】1次服完。

【功效】适用于女性温热型外阴瘙痒。

2. 莲子薏苡仁蚌肉汤

【材料】蚌肉120克，莲子60克，薏苡仁60克。

【做法】先将莲子去皮，再将蚌肉切薄，然后将所有材料一同放入锅中，加入750毫升的水，一同烹制，用小火煮1个小时即可食用。

【用法】吃肉喝汤。

【功效】滋阴清热止痒。

◎ 日常保健

淘米水洗阴法

淘米水亦有清热解毒、润肤止痒的功效。在淘米水1000毫升中加食盐100克共煮，煮沸5～10分钟，水温适宜后擦洗患处，可以止痒。

生姜艾叶水洗阴法

家中备一定量的生姜和艾叶，每次用时取出120克生姜和90克艾叶。生姜洗干净带皮打碎，同艾叶一同放入锅中，加入1500毫升的水煮沸，煮沸后20分钟，去掉残渣。将药液倒入一个干净的盆内，坐在盆上让热蒸气熏阴部，等到水温适宜时，再用汤汁清洗阴部，清洗10～15分钟即可。每天至少清洗1次，如果情况较为严重，可清洗2次，连续清洗3天后，瘙痒一般就能消失。

◎ 生活提醒

宜穿宽松棉质内裤，保持外阴干燥、清洁，忌用肥皂清洗外阴。

患病后不要搔抓外阴，以防损害皮肤。

禁止盆浴，避免性生活，防止互相接触传染。

饮食以清淡为主，忌酒辛辣刺激或过敏食物。

注意避免情绪的忧郁和紧张。

白带异常

白带是阴道内排出的分泌物，在正常情况下量很少，色白，带黏性，无臭，内有宫颈分泌的黏液、阴道黏膜的渗出物、子宫和阴道脱落的表皮细胞，以及少量的白细胞和非致病性阴道杆菌等。白带异常是妇科领域中仅次于月经病的常见病，为妇科四大病症之一。白带异常除了有白带过多的症状，还包括白带色、质、气味的变化，即：颜色由白色变为黄色、赤色等；白带变稀或变稠，稀者清如水，稠者如涕如脓；白带有腥臭味。女性白带的分泌量、质地受体内雌、孕激素水平高低的影响，所以在雌激素发生变化的更年期容易出现白带异常的状况。

◎ 对症食疗

1. 米酒蚌肉汤

【材料】蚌肉150克，少许米酒和生姜，花生油、盐各适量。

【做法】将蚌肉洗净，生姜榨汁（也可直接买些现成的姜汁），备用。先在锅中放入适量的花生油，再将蚌肉放入锅中翻炒，等到炒出香味后，向锅中加入2～3匙米酒和1匙姜汁，再加入适量清水，最后用少许盐调味即可食用。

【用法】饮汤食肉。

【功效】滋阴清热、补益虚损，适用于阴虚内热、久病虚损的女性食用。无病者食用也可强身。

2. 白果蒸鸡蛋

【材料】鸡蛋1个，白果2枚。

【做法】先将鸡蛋的一端敲开一个小口，再将白果去壳，研成粉末，放入鸡蛋中，用纸封住鸡蛋的小孔。将鸡蛋口朝上放入小碗内，保持不倒，上笼，加水，蒸熟后食用。

【用法】每天食用1次即可。

【功效】补血收敛，对于改善白带过多的症状非常有效。

◎ 日常保健

按揉带脉法

两手中指分别按于两侧带脉穴（如图4-4-3）处，顺时针方向按揉2分钟，以有酸胀感为度。此法可治疗月经不调、白带过多、白带气味腐臭、疝气、腰背无力、胸胁疼痛等。

按揉子宫法

取坐位或仰卧位，用双手拇指分别按于两侧子宫穴（如图4-4-3），先顺时针方向按揉2分钟，再点按半分钟，以局部感到酸胀并向整个腹部发散为好。此法可治疗白带异常、痛经、月经不调等妇科病症。

◎ 生活提醒

有些女性担心白带弄脏内裤，平日总是用卫生护垫。这种做法很容易造成外阴滋生大量细菌，是不可取的。女性不在月经期尽量不要用卫生护垫。此外应注意不要穿紧身尼龙内裤，最好选择棉质内裤。

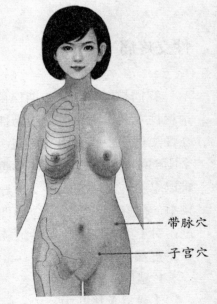

——带脉穴

——子宫穴

图4-4-3

　　每天晚上要用清水洗净外阴，更换内裤，最好不要用各种药液清洗阴道，以免破坏阴道的内环境，导致阴道炎。

　　要经常锻炼身体，增强体质；保证充足的睡眠；多食富含维生素的食品；学会调节自己的情绪，心情愉快时免疫力会增强。

健康小贴士

　　白带异常可预示各种疾病，具体有以下几类。

　　脓性白带：多见于阴道炎患者，也可见于宫颈糜烂、慢性盆腔炎、子宫内膜炎患者及因淋球菌感染所致的性病患者。

　　白色乳酪状白带：白带呈白色、黏稠的乳酪状，并伴有外阴奇痒，见于真菌性阴道炎患者，多为白色念珠菌感染。糖尿病患者及长期应用广谱抗生素者易患此症。

　　黄色泡沫状白带：白带色黄、呈泡沫状，伴有外阴瘙痒、疼痛、有恶臭等症状，见于滴虫性阴道炎。

　　血性白带：生育期的妇女血性白带伴性交痛，应考虑宫颈炎；若发生于中老年，可能是老年性阴道炎、宫颈息肉或宫内节育环的原因。

　　绝经后血水样脓性白带：俗称"倒开花"，白带恶臭，呈脓血样，并伴有不规则阴道流血，应警惕子宫内膜癌的发生。

　　黄色水样白带：白带色黄，呈有恶臭，水样，伴有月经过多，应警惕黏膜下子宫肌瘤。

性交疼痛

　　我们都知道，更年期保持规律的性生活是很有益的，但很多人之所以拒绝性生活，主要还是因为性交疼痛。调查发现，亚洲75%的更年期妇女在性交过程中有着阴道疼痛、不适的情况。更年期女性在性交时阴道或整个阴部疼痛，有时也会使小腹受牵连，并使胸部两侧乳房疼痛，有时疼痛难以忍受，无法完成性交。导致性交疼痛的原因是多样的，有可能是阴道狭窄、前庭大腺发炎、急慢性盆腔炎或子宫内膜异位症、静脉曲张等。不过，对于更年期女性来讲，最常见的原因则是雌激素减少导致阴道干涩。

◎ 对症食疗

　　1. 猪肝豆腐汤

　　【材料】猪肝50～100克，豆腐250克，盐、姜、葱等调味料各适量。

　　【做法】将猪肝洗净切成薄片，豆腐切成厚片。将它们一起放入锅中，加水煮熟，调入准备好的调味料即成。

【用法】食用时除了要吃豆腐和猪肝，还要喝汤，每周食用3～4次，一般1个月左右就会见效。

【功效】补充雌激素，润滑下体。

2. 羊肾肉苁蓉汤

【材料】羊肾一对，肉苁蓉50克。

【做法】先把羊肾洗净剖开，去除臊腺，放入锅中加水煮，等到水沸后再放入洗净的肉苁蓉。用小火慢炖2～3小时，最后加入胡椒等调味料即可。

【用法】每周使用3～4次，基本1个月就会见效。

【功效】补充雌激素，润滑阴道。

◎ 日常保健

按摩居髎法

我们身上有一个穴位叫作居髎穴（如图4-4-4）。只要女性经常按摩居髎穴，就能够激发自己的性欲，促进卵巢雌激素的分泌，从而改善阴道干涩的状况。居髎穴并不太好找，它位于女性的髋部，在髂前上棘与股骨大转子最凸点连线的中点处。虽然不好找，但是只要知道它的大体位置，就可以在进行按摩。按摩要用推的手法，要侧着推，往中间推，往大腿根部推。

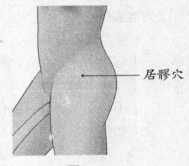

居髎穴

图4-4-4

其实，这个按摩也可以由女性的性伴侣来做，对很多女性来说，这个部位甚至比乳房还要敏感。

阴道肌肉松弛法

女性可以在腹部、大腿内侧和阴道口肌肉做连续收缩和放松活动，使其对肌肉的松紧有控制感。方法是将手指尖插入阴道口，体验阴道肌肉的收缩与松弛。对肌肉进行反复"收缩—放松"的循环训练，有利于消除性交疼痛。

◎ 生活提醒

性交时丈夫的呵护有益于夫妻双方性生活的融洽。所以，性交前，丈夫可通过前戏、触摸及亲吻等方式，唤起妻子的感情需要，激起妻子的性兴奋。

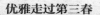

情绪低落、烦躁，或激动、敏感，心理压力大，这些都是导致性交疼痛的不良心理因素，要尽量杜绝。

为了拥有健康的性生活，性交前不妨在阴道口涂些雌激素软膏或润滑剂。

尿失禁

在生活中，不少更年期女性只要打喷嚏、咳嗽、大笑或腹部用力时，尿液就会不由自主地从尿道溢出，裤子经常是湿的，令人非常尴尬。尿失禁虽不致命，却严重地影响患者的生活质量，比如日常生活和社交活动。许多患者为此不敢参加社会活动，甚至不敢走亲戚，不敢串门，给更年期女性带来了身体上的痛苦和心理上的压力，严重影响身心健康。

◎ **对症食疗**

1. 党参核桃仁汤

【材料】党参18克，核桃仁15克。

【做法】加适量水，浓煎。

【用法】饮汤食核桃仁。

【功效】益气固肾，对更年期肾虚致小便失禁有显著疗效。

2. 三味茶

【材料】龙眼肉15克，炒酸枣仁12克，芡实10克。

【做法】加适量水煎汁。

【用法】代茶饮。

【功效】有养血安神、益肾固本缩尿作用，可治由更年期心阴虚损、心肾不交而导致的失眠、小便失禁等症状。

◎ **日常保健**

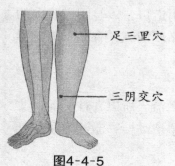

足三里穴

三阴交穴

图4-4-5

艾灸法

艾灸特定穴位可以补肾气、调水道，治疗更年期尿失禁，具体操作方法为：点燃艾条，在足三里、肾俞、三阴交、关元、中极诸穴位（如图4-4-5、图4-4-6、图4-4-7）轮换熏，每个穴位处感到灼热难忍时换穴再灸，一般1次需要半

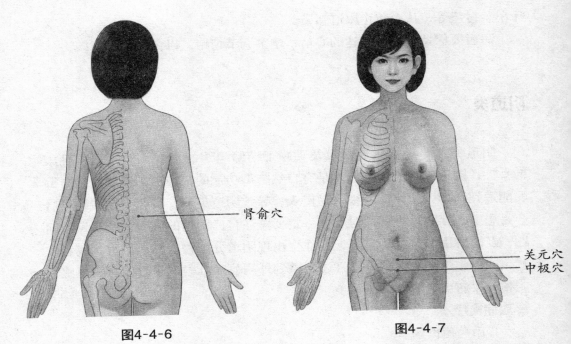

肾俞穴

关元穴
中极穴

图4-4-6　　　　　　　　　　　　图4-4-7

小时。1日1次，连续灸1周。如果症状消失，可继续灸几日以稳定治疗效果。

功能训练法

1. 间断排尿练习。即在每次排尿过程中，患者控制暂停排尿3～5秒钟后再继续将尿液排出。

2. 提肛练习。患者取立、坐或侧卧位，与呼吸运动相配合。深吸气时，慢慢收缩尿道口和肛门，此时患者感到尿道口和肛门紧闭，并有使肛门向上提的感觉，接着屏气5秒钟，然后呼气时慢慢放松尿道口和肛门。这样每次连续收缩、放松练习10下，每天练习3次。

上述两种练习方法都是对盆底肌和尿道括约肌的收缩练习，可增强膀胱和尿道括约肌的收缩力，不至于腹部压力一升高就出现尿失禁。患者在进行上述练习时一定要持之以恒，一般需要练习3～6个月才能见效。

◎ 生活提醒

女性在绝经后继续保持有规律的性生活，能明显延缓卵巢合成雌激素功能的生理性退变，降低压力性尿失禁发生率。

饮食要清淡，多食富含纤维素的食物，防止因便秘而引起腹压增高。

要注意卫生，保持皮肤清洁干燥，经常清洗会阴部皮肤，勤换衣裤、

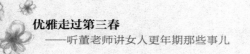
床单、衬垫等，从而防止尿道感染。

患者要保持乐观、豁达的心情，学会调节情绪，以免加重病情。

阴道炎

阴道炎主要是指阴道黏膜及黏膜下结缔组织的炎症。对于正常健康的女性，阴道对病原体的侵入是有自然防御功能的，但当阴道的自然防御功能遭到破坏，病原体就很容易侵入，导致阴道炎症。一般女性在绝经后容易患上老年阴道炎，此时女性一定要关注自己阴道的健康，及时发现问题，及时解决。这类阴道炎，往往会出现阴道分泌物增多，呈水状或者脓状，或偶尔带血等症状。女性还会感到外阴瘙痒难耐，有时伴有灼热感，尿频、尿痛也会随之出现。

◎ 对症食疗

1. 山药瘦肉汤

【材料】淮山药30克，猪瘦肉250克，鱼鳔15克。

【做法】将淮山药、猪瘦肉洗净切块；鱼鳔用水浸发，洗净，切丝；将全部用料一起放入锅中，加入适量清水，用大火煮沸后，改用小火煲2个小时，调味后即可食用。

【用法】食肉饮汤。

【功效】涩精止带，治疗阴道炎。

2. 马齿苋白果汤

【材料】鲜马齿苋60克，白果仁7枚，鸡蛋3个。

【做法】将蛋黄和蛋清分开，只用蛋清；将新鲜马齿苋和白果仁混合捣烂，再用鸡蛋清调匀；用沸水冲好后就可以服用了。

【用法】服用此方时一定要空腹，每天服用1剂，连续服用4~5天就可见效。

【功效】清热利湿，杀虫止痒。

◎ 日常保健

中药外洗法

取芦荟6克，蛇床子和生黄檗各15克。将这三味药煎水，洗净阴部后，仰卧，用医用线扎棉球蘸着煎好的药水塞入阴道内。每晚使用1次，连续使用3天就可见效。

茶包冷敷法

平时家里喝茶剩下的茶包可以很好地治疗阴道炎。将喝剩下的茶包放进冰箱，冷却后敷在患病处即可。茶包之所以能够治疗阴道炎是因为茶中含有一种叫作单宁酸的成分，又叫作鞣酸，对病菌和病毒具有一定的杀灭作用，可以消除阴道炎症，改善阴道瘙痒的症状。

◎ 生活提醒

每天保证充足的睡眠，不要熬夜，否则会降低身体对疾病的抵抗能力。

注意把握性生活频率，每周性生活超过3次者，尿道感染发生率大为增高，在夏季更要适当减少次数。

经常清洗外阴和肛门，清洗时要讲究顺序，先洗外阴再洗肛门，切不可反其道而行之。毛巾及盆要专人专用，否则细菌很容易侵入尿道口。

调查发现，人的双手黏有大量病原微生物，如衣原体、支原体等，它们可通过解手这一环节侵入尿道引起感染，所以要养成便前洗手的习惯。

乳腺增生

乳腺增生是指乳腺上皮和纤维组织增生，乳腺组织导管和乳小叶在结构上出现退行性病变及进行性结缔组织的生长，乳腺癌的发病率跟乳腺增生有直接关系。近年来，随着乳腺增生发病率的不断上升，更年期女性已经成为乳腺增生易发人群中主要的人群。为什么更年期女性易得乳腺增生呢？这是因为很多女性在出现更年期综合征时采用激素治疗，导致内分泌失调，从而成为乳腺增生的发病原因。另外，更年期女性的内分泌很容易受到情绪和心态的影响，这也是更年期女性易得乳腺增生的原因。

◎ 对症食疗

1.海参乌鸡汤

【材料】发好的海参96克，乌鸡半只，龙眼肉35克，生姜2片，冬菇5枚，盐适量。

【做法】按正常方法煲汤。

【用法】分2次温服。

【功效】适用于身体较为虚弱的妇女，有助于补益气血，不仅对乳房有保健作用，而且可预防妇科肿瘤。

2.海带绿豆薏苡仁汤

【材料】海带70克，生薏苡仁65克，绿豆70克，冰糖70克。

【做法】海带洗净，与薏苡仁、绿豆共煮，最后加入冰糖，待凉后放入电冰箱内制成冷饮。

【用法】每天1剂，可于整个夏令饮用。

【功效】适合于夏令天气炎热时服用。对于在高温条件下作业的妇女，不仅有防暑降温作用，而且对乳房的保健有裨益。

◎ 日常保健

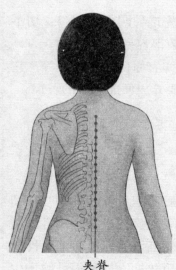

夹脊

图4-4-8

拔罐疗法

对脊柱两旁的夹脊穴（如图4-4-8）拔罐，能够起到调节下丘脑—垂体—卵巢轴的功效，会使内分泌正常，使雌激素的分泌量控制在正常范围内。背部拔完火罐，则周身气血畅通，整个人都会觉得很舒服。夹脊穴在背腰部，当第一胸椎至第五腰椎棘突下两侧，后正中线旁开0.5寸，一侧17个穴位。

敷脐疗法

处方：蒲公英、木香、当归、白芷、山栀、薄荷各30克，紫花地丁、瓜蒌、黄芪、郁金各18克，麝香4克。

用法：诸药研细末，用酒精清洗肚脐部后擦干，填塞药粉0.5克，用棉花轻揉按压，并以胶布固定。3天换药1次，8次为1个疗程。

禁忌：月经过多及功能性出血者忌用。

◎ 生活提醒

海带含有大量的碘，可以抑制催乳素的释放，因此常吃海带可以达到治疗乳腺增生的效果。

保持乳房清洁，经常用温水清洗，注意乳房肿块的变化。

禁止滥用避孕药及含雌激素的美容用品，不吃用雌激素喂养的鸡肉和牛肉。

调节内分泌失调，保持大便通畅会减轻乳腺胀痛，对乳腺增生有预防作用。

改善饮食习惯，防止肥胖。少吃油炸食品、动物脂肪、甜食，避免过多进补食品；要多吃蔬菜和水果类，多吃粗粮，如黑豆、黄豆、核桃、黑芝麻、黑木耳、蘑菇。

健康小贴士

自我检测对乳腺疾病的发现起着决定性作用，女性朋友了解一些乳房自我检测的知识尤为重要。以下4个简单的步骤可方便女性朋友们进行自我检测。

1. 看：面对镜子双手下垂，仔细观察乳房两边是否大小对称，有无不正常突起，皮肤及乳头是否有凹陷或湿疹。

2. 触：左手上提至头部后侧，用右手检查左乳，以手指之指腹轻压乳房，感觉是否有硬块，由乳头开始做环状顺时针方向检查，逐渐向外拓展三四圈，至全部乳房检查完为止，用同样方法检查右乳房。

3. 卧：平躺下来，右肩下放一个枕头，将右手弯曲至头下，重复"触"的方法，检查右边乳房。

4. 拧：除了乳房，亦须检查腋下有无淋巴肿大，最后再以大拇指和示指压拧乳头，注意有无异常分泌物。

第五章
骨骼肌肉系统症状缓解妙招

骨质疏松

　　骨质疏松症是一种"静悄悄的流行病"，生活中很多人往往是骨健康被"偷走"了却还不自知。临床数据显示，约有75%的骨质疏松患者没有及时得到治疗。更年期女性是骨质疏松的高发人群，调查发现，女性患骨质疏松症的概率是男性的两倍。女性在35岁时骨量达到高峰，进入更年期后骨质便快速流失，这是因为更年期女性雌激素和孕激素急剧下降，甲状旁腺激素的促骨骼排钙作用相对增强，人体大量骨钙分解入血，再从尿液中排出，造成更年期女性骨质疏松。值得注意的是，骨质疏松早期可能无明显症状，骨质在无声无息中丢失。当出现胸部和下腰段疼痛，并伴有关节酸痛、四肢酸麻、两膝酸软无力等症状，须及时进行骨密度检查。

◎ 对症食疗

　　1. 桑葚牛骨汤

　　【材料】桑葚25克，牛骨500克，黄酒、白糖、生姜、葱各适量。

　　【做法】将桑葚洗净，加黄酒、白糖少许蒸制；另将牛骨置锅中，水煮，开锅后去浮沫，加入姜、葱再煮。见牛骨发白时，加入已蒸制的桑葚。开锅后去浮沫，调味后即可饮用。

　　【用法】佐餐食。

　　【功效】滋阴补血，益肾强筋。适用于骨质疏松症、更年期综合征，对肝肾阴亏引起的失眠、头晕、耳聋、神经衰弱等也有疗效。

　　2. 乌豆猪骨汤

　　【材料】乌豆30克，猪排骨300克。

　　【做法】将乌豆洗净、泡软，与猪骨同置锅中，加水煮沸，改小火慢熬至乌豆烂熟，调味后饮用。

【用法】佐餐食。

【功效】补肾活血，祛风利湿。适用于更年期骨质疏松、风湿痹痛等。

3. 芝麻核桃仁

【材料】黑芝麻250克，核桃仁250克，白砂糖50克。

【做法】将黑芝麻拣去杂质，晒干炒熟，与核桃仁同研为细末，加入白糖，拌匀后瓶装备用。

【用法】每日2次，每次25克，温开水调服。

【功效】滋补肾阴，抗骨质疏松。

◎日常保健

按摩疗法

用按摩方法刺激身体相应穴位也可以达到益气健脾、补肾壮骨的功效，具体方法为：选取内关、太渊、合谷3个穴位（如图4-5-1、图4-5-2），每个穴位各按摩50~100下，坚持每天按摩1次，不要间断。

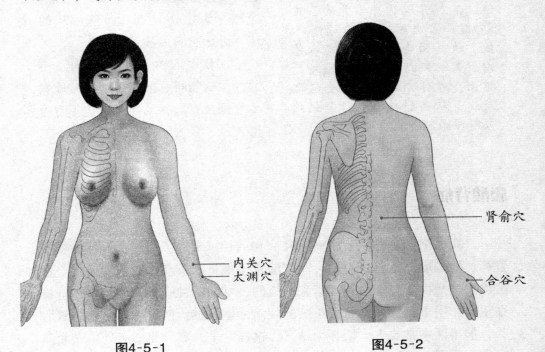

内关穴
太渊穴

肾俞穴

合谷穴

图4-5-1   图4-5-2

艾灸疗法

患者取俯卧位，取第二腰椎棘突下两侧各旁开1.5寸肾俞穴（如图4-5-2）。用温和灸，将艾条点燃的一端，靠近肾俞穴熏灼（一般距皮肤

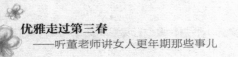

约3厘米），如患者有温热舒适感觉，就固定不动，灸至皮肤稍红即可，一般灸10～15分钟，隔日1次，每月灸10次。

肾俞穴为肾脏之气输注之处，艾灸此穴可以益肾纳气、填精补髓、强腰健脊，以改善原发性骨质疏松症患者关节、肌肉、韧带功能，增强患者活动能力。

◎ 生活提醒

人到中年，尤其是妇女绝经后，骨质丢失加速进行。此时期应每年进行一次骨密度检查，对骨质快速减少的人群，应及早采取防治对策。

除了骨头汤之外，平时可以多吃一些坚果，如核桃仁、花生仁、腰果等，都有很强的补肾壮骨作用。

> **健康小贴士**
>
> 美国研究者发现，长期饮用咖啡达到每天2杯以上的女性，不管年老、肥胖程度如何，其髋骨以及脊椎骨的密度都比不常饮用咖啡的同龄人低。这是因为咖啡因易与人体内游离的钙结合，然后随着尿排出，人体内游离钙也会随之减少，从而引起体内结合钙的分解，最终导致骨质疏松。

骨质疏松患者运动不当，可能发生骨折，或损伤关节。轻、中度患者可多参加直立着地运动，重度患者应根据医生指导进行特殊形式的锻炼，卧床患者做被动运动。

多接受日光浴，不吸烟、不饮酒，少喝咖啡、浓茶及含碳酸饮料，少吃糖及食盐，动物蛋白也不宜过多摄入。

腰酸背痛

一则著名的补钙广告中有这样一句话："人上了年纪，就容易腰酸、背痛、腿抽筋，走路还没劲。"腰酸背痛正是骨质疏松的早期症状。这种酸痛感多是由于竖脊肌持续紧张造成的。早期的骨质丢失多发生在脊椎，在重力作用下，脊椎骨有被压缩的倾向，使人感到似乎弯腰驼背更舒服一些，但生活常常要求人们必须站直，这样一来，竖脊肌就必须持续紧张，对抗这种压缩倾向。久而久之，肌肉持续紧张不缓解，就会造成腰酸背痛。

◎ 对症食疗

1. 韭菜炒虾米

【材料】韭菜60克，虾米30克，黄酒、植物油各适量，盐少许。

【做法】按照家常做法炒韭菜、虾米。

【用法】黄酒送服，每日1次。

【功效】壮腰益肾，活血止痛，还可治疗急性腰扭伤。

2. 千年健九节茶

【材料】千年健130克，九节茶90克。

【做法】两味药一起研成细末备用。每次喝的时候取出15～20克，放在保温瓶里，倒入适量的沸水，再焖上20分钟，就可以当茶喝了。

【用法】代茶饮，每天喝1～2次。

【功效】祛风除湿，壮筋骨，止痛消肿，治疗慢性腰痛。

◎ 日常保健

外敷法

准备生草乌10克，生川乌10克，三七20克，马钱子12克，醋适量，把上述中药研成细末，然后用醋调匀，敷在患处即可。此方可以起到舒筋活络的作用。

热敷法

取红花20克，钻地风10克，苏木10克，紫草15克，伸筋草15克，千年健15克，桂枝15克，木瓜10克，乳香10克，路路通15克，没药10克，千斤拔50克，刘寄奴15克。首先将众药混合均匀放入15厘米×20厘米的布袋内，扎紧袋口后放入锅中，加适量清水煮沸数分钟后置于电炉子上保温备用。使用时，患者取俯躺的姿势，露出患处。家人或医护人员先在患者患处铺一层治疗巾，然后将一条大毛巾放到锅内，待其在药液中充分浸湿后，取出拧干，叠成长方形，敷在患处治疗巾上，接着再拿一条毛巾，以同样方法加敷于患处。如此反复翻转，持续10分钟，至局部皮肤发红为宜。在热敷同时，辅助人员可用掌心在患处进行拍打，每天1次，直到痊愈为止。

◎ 生活提醒

对于腰疼的患者来说，应选择硬度适中的床垫，要能支撑起腰部，不要太软而让腰部陷下去。

不正确的姿势可使椎间盘压力增大、肌肉紧张、关节受损。所以，保持良好的姿势对防止腰背疼痛非常重要。

如果身体柔韧性不够，腰部损伤后可通过练习瑜伽、打太极拳等活动来增强身体柔韧性，缓解腰部肌肉紧张。

在采取坐姿时应该用小枕头垫在腰部，每隔半小时可以去掉小枕头5分钟，这样能让腰部经常变换位置。坐得太久了应站立或走动一会儿，并做伸腰动作，让腰部肌肉得到休息。

更年期女性还要注意控制好体重。体重的增加通常是不知不觉的，我们自己多意识不到超重对身体的影响，但实际上超重相当于给脊柱增加了负担，很容易导致腰背部不适病情加重。

牙痛

牙齿生长在上下颌骨中，周围的骨骼称为牙槽骨。女性更年期前后，随着骨骼中钙质的流失，牙槽骨出现疏松和萎缩。其结果就是牙齿周围骨质萎缩，表面的牙龈也出现退缩，牙根逐渐暴露出来，牙齿遇到冷热酸甜都会感到疼痛，暴露的牙根还容易发生龋齿。所以，在更年期前后，妇女特别容易发生口腔牙病。

◎ **对症食疗**

1. 生姜粥

【材料】生姜片3片，粳米50克。

【做法】粳米淘洗净，煮粥，粥熟后加入生姜片，略煮片刻即可。

【用法】空腹趁热食用。

【功效】辛温散寒，适用于寒凝牙痛。

2. 三花茶

【材料】金银花、野菊花各20克，茉莉花25朵。

【做法】3种花洗净，用开水冲泡。

【用法】代茶饮。

【功效】清热解毒，适用于胃火牙痛。

3. 苍耳豆腐粥

【材料】苍耳子25克，豆腐、粳米各100克。

【做法】苍耳子用布包好，与豆腐和淘洗干净的粳米一同入锅煮成粥即可。

【用法】每日服1剂，分数次食用。

【功效】散风祛湿，清热生津，消炎镇痛。

◎ 日常保健

按摩下关法

我们张嘴的时候，在耳朵前边会有一个凹陷的地方，咬牙时则会突起，这就是下关穴（如图4-5-3）。下关穴附近是颞部的神经，这个穴位对治疗牙疼特别有效。一般疼痛的时候在穴位附近找到一个痛点，按顺时针方向按揉几十圈，再按逆时针方向按揉几十圈，就会明显地感到疼痛缓解。长期牙痛的人，每天这样按揉2～3次，也是一种很好的保健方法。

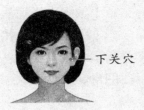

下关穴

图4-5-3

◎ **生活提醒**

多吃富含维生素的新鲜水果和红、黄、绿色蔬菜，适当饮用有清热解毒作用的绿茶、绿豆汤等。吃些清胃泻火、凉血止痛的食物，如牛奶、贝类、芋头、南瓜、西瓜、荸荠等。

忌辛辣、刺激性食物，如辣椒、洋葱等。不要吃粗糙、坚硬以及煎炸熏烤类食物，否则易损伤牙齿、刺激牙髓。

注意口腔卫生，养成"早晚刷牙，饭后漱口"的良好习惯。

脾气急躁，容易动怒，会诱发牙痛，故宜心胸豁达，情绪平和。

关节痛

相关数据显示，更年期女性中约有24%的人会出现关节疼痛的症状，尤其是膝关节，最容易发生疼痛。更年期女性关节疼痛的发生率，比同年龄段的男性高出5倍之多。因此，有人把这种疼痛称为更年期关节炎。更年期关节痛的主要表现为：关节部位出现肿胀和疼痛，有的持续1～2个月后会自动消失，有的会持续很久。

◎ **对症食疗**

1. 骨刺归红酒

【材料】当归、小血藤各80克，红花、制首乌各50克，白酒3000克。

【做法】将药材加酒按冷浸法浸渍10天或11天即可。

【用法】每天2次，每次饮用1小杯。

【功效】补血活血，对于关节疼痛、肢体麻木的血虚证有不错的疗效。

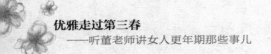

2. 独活茶

【材料】独活20克。

【做法】将独活用水煎煮后代茶饮。

【用法】每日代茶饮。

【功效】祛风、胜湿、散寒、止痛。

◎ 日常保健

跷腿法

常跷二郎腿，可以治疗膝关节疼痛，其方法为：端坐在椅子上，跷起二郎腿，注意要把患病的一条腿放在上面。首先慢慢把膝关节伸直，再慢慢地屈曲，像这样慢慢地反复屈伸，每天做1次，每次屈伸50下，可治疗膝关节疼痛并对膝关节起到保健的作用，有效减轻老寒腿等各种症状。如果觉得坐在椅子上跷二郎腿不方便，也可以躺在床上，将双腿抬高，像踩单车一样反复活动两个膝关节，注意动作要缓慢。

飞罗面牛皮胶膏药

准备姜汁25克，葱汁25克，醋25克，飞罗面50克，牛皮胶25克。将所有药材放到锅中一起熬煮，待熬成膏药状时，将其涂抹在关节疼痛处，再用棉布条缠好即可。

◎ 生活提醒

潮湿的环境有助于某些病原菌生长，与关节炎的发病有一定关系。因此，平时应注意卫生，保持居室通风和空气良好，防潮、保暖。

营养缺乏可能导致关节炎加重，而营养过剩、肥胖则可诱发或加重痛风性关节炎、骨关节炎。因此，科学合理的饮食是预防某些关节炎的有效措施，如减少摄入动物内脏、海鲜、禽肉、豆类等富含嘌呤的食物，能有效预防痛风性关节炎。

吸烟人群罹患类风湿关节炎的概率较高，戒烟已成为类风湿关节炎的预防措施之一。

临床数据显示，很多更年期女性都是在经历了负面的生活事件后出现了关节痛。因此，保持乐观、平和的心态，有利于预防由自身免疫力降低引起的关节痛。

第五篇

女人更年期更美丽
——更年期抗衰养颜金方案

进入更年期之后，女人在聚会时经常会说："哎呀，你都没怎么变！"这当然是一种赞美，因为青春永驻、岁月无痕是每一个女人的向往。不过，我所倡导的美丽是一种浑然天成的美丽，依靠一些外在的手段让50多岁的成熟女性看起来像20岁的小姑娘，其实反而失去了自然的美。如果只能用一个词来形容更年期女人的美丽，我认为"优雅"是再合适不过的了。在这一篇里，我就会教大家如何在更年期使自己变得优雅起来。

第一章
精心护理，更年期拥有完美秀发

养护头皮，给秀发一片肥沃的土壤

女人的爱美之心无论何时都不会变，一头浓密的秀发则是美丽的重要象征之一。然而，女性进入更年期以后，由于雌激素减少，头发很容易变得枯黄、发白，乃至脱落，给女性朋友们造成很大的困扰。

有一年春节，和我关系很好的表妹来我家走亲戚。而这次见面她一直戴着帽子，不愿意摘下来。

我们的小区冬天暖气足，室内通常有20℃，在屋里穿夏装都不觉得冷，我看她头上的汗直往外冒，仍然不肯摘帽子，反常的行为让我愈加怀疑，在我一番追问下，她才不得不道出实情。

表妹一脸苦闷地摘了帽子，对我说："姐，你看我这头发，不戴帽子行吗？"

这一下可把我惊呆了，表妹以前在我们几个姐妹中头发是最漂亮的，又黑又浓密，如今却已经掉得稀稀疏疏的，而且又枯又黄。

头发出问题，就意味着头皮出了问题。头皮与头发的关系就好像土壤与庄稼的关系一样，肥沃的土质能培育出苗壮的庄稼；健康的头皮则能提供发丝所需的营养，让秀发健康、富有弹性。因此，护理头发，首先要从护理头皮开始。

健康的头皮略呈青绿色，头皮下聚集了众多皮脂腺与汗腺，当然也布满了毛囊，头皮的最外层有皮脂膜与正常细菌形成的天然防御系统，以抵抗外界异物的侵袭。正常头皮的新陈代谢为16～25天，每天的掉发量则在40～100根。

头皮的护理是养护头发的基础，而正确的梳发方法就能对头发形成有效的护理。选用刷毛头部呈圆形的宽板梳子，轻拍头皮数下，然后再由前往后顺着头发生长的方向梳几下，在发后根的部分，则可以由后往上梳，以刺激头皮来达到促进血液循环的目的，在睡前梳，效果更加显著。

洗发是护理头皮最基本的方法。在我们的认识中，洗发是非常简单的一件事情，很多人认为，只要选用优质的洗发水就能有效护理头皮、滋养秀发。事实上，洗发水的基本成分差异不大，造成发质差异的往往是错误的洗发方法。那么，正确的洗发步骤是怎么样的呢?

第一步：洗发前先梳头，使头皮上的脏污和鳞屑（死细胞）松动。

第二步：把头发弄湿，直到底层的头发和上层的头发一样湿透为止，并将洗发水倒入手中，加水稀释，起泡。不要直接把洗发水抹在头发上，这样会过度刺激头皮，产生头皮屑。

第三步：用指腹把起泡的洗发水均匀揉进发干（头发）里，用指腹轻轻按摩，直到形成一层厚厚的泡沫为止。

第四步：冲洗头发，直到彻底冲洗干净为止。接着再一次将一茶匙的洗发水加水起泡，轻轻地搓揉到头皮上，这次是要清洗发根，适当按摩后用水冲掉。

第五步：将护发素从头皮抹至发尾，轻轻按摩，再彻底冲掉。

第六步：因为头发湿的时候最脆弱，如果用力搓干，会使头发断裂或打结，因此头发清洗过后，最好先用毛巾包裹吸干，用宽齿的梳子将头发全部梳向前，然后用吹风机吹干，从发根吹至发尾，以免烧焦。吹头发时，吹风机口要离头发15厘米，否则头发会过度干燥。秀发的护理应该是一个完整的过程，洗发、润发，一个都不能少。洗发水可以彻底地清洗头发，保持头皮的清洁和健康；护发素可以为秀发提供日常的滋养，使头发柔润感增加，令长发易于梳理，减少表面的摩擦或打结。

健康小贴士

很多人洗完头发，头发没干就去睡觉，殊不知，经常这样会引起头痛。因为大量的水分滞留于头皮表面，遇冷空气极易凝结。长期有残留水分凝结于头部，就会导致气滞血瘀，经络阻闭，郁疾成患，特别是冬天寒湿交加，更易成病。所以，洗完头后一定要等到头发干了再睡。

------------------------- ❋董老师在线答疑录 ❋-------------------------

网友问题： 如何根据头皮来挑选洗发水？

董老师解答： 拥有健康的头皮和中性发质的女性，应该选择基本款的洗发水；拥有油性头皮的女性，可选择能有效抑制皮脂分泌的洗发水；有头皮屑的女性，应选去屑型的洗发水，同时还可以针对头皮屑的不同属性，如干性或油性进行二次选择。不同洗发水在其他功效上的区别其实并不是很大。

墨鱼桃仁汤，还你一头青丝

进入更年期以后，很多女性的头发会迅速地变白，有的人可能在不到半年的时间里就从一头乌黑的秀发，变成满头白发了。尽管更年期出现白发属于自然衰老现象，但这种衰老是可以推迟延缓的。如果你的头发已经变白，或者正在变白，不妨喝一喝墨鱼桃仁汤。

方女士是一所职业学院的语文老师，平时备课授课尽职尽责，并且熟谙和青春期孩子的相处之道，因此她的语文课很受欢迎。因为工作量大，事务繁杂，方老师老得很快，眼角的皱纹和两鬓的白头发一天比一天多。

方老师已经48岁了，曾经找我看过妇科，并且一直保持联系。有一次，教师节刚过，方老师拎了一大袋墨鱼来我家看望我们。我看了看她那满头白发，忍不住问道："有一个法子，能让你的白头发变黑，你想不想试试？"

她一听很高兴，立即向我打听。

我把墨鱼推给她，神秘地说："头发变黑的奥妙就在这些墨鱼身上。"

我有一个曾经偷师学来的乌发方子——墨鱼桃仁汤。它的制作方法是：首先，准备1条墨鱼、6克桃仁。将墨鱼的骨皮去掉，洗干净，再和桃仁一起煮。等墨鱼熟后，去掉汤就可以了。每天早上吃些墨鱼肉当作早餐，长期食用能活血化瘀，美容乌发。

方老师按照我这个方子吃了一段时间后，发现自己的脸色红润了很多，白头发也确实变少了，黑发则越来越多。于是她决定继续喝墨鱼桃仁汤。

为什么墨鱼桃仁能够乌发美肤呢？从医学的角度说，墨鱼味甘咸、性平，入肝经、肾经，有益气、滋肝肾、养血滋阴的功效；从营养学的角度来看，它富含蛋白质、磷、钙、锌、铁、镁、糖、B族维生素等营养成分，经常食用，可以使女性气色红润、皮肤有光泽。桃仁味苦性甘平，含有氨基酸、蛋白质、糖和甲基苷等多种营养成分，能够活血化瘀、润肠通便、润燥滑肠、抗炎、抗过敏。所以，墨鱼和桃仁一起煮食，能够滋养身体，养发乌发。

想要拥有乌黑的秀发，除了喝墨鱼桃仁汤之外，还要注意保持乐观精神，不可过度忧虑、烦恼、紧张；加强身体锻炼，促进全身血液循环，增强毛发制造黑色素细胞的功能。

❋ **董老师在线答疑录** ❋

网友问题：董老师，请问具有乌发作用的食物除了墨鱼之外，还有哪些？

董老师解答：铁元素和铜元素一样，是合成黑色素颗粒必不可少的原料，所以，含有这两种元素的食物都有乌发的功效，比如柿子、番茄、土豆、菠菜、瘦肉、豆类、苹果等。除此之外，平时还应多吃些花生、杏仁、西瓜子、葵花子、栗子、松子、莲子、菱角等食物，这些食物不仅富含铜，还富含泛酸。泛酸也可以促进黑色素颗粒的形成，是乌发的重要营养物质。

脱发不用愁，侧柏叶泡酒涂在头

女明星剃光头已经不是什么新鲜事了，当年宁静在电视剧《白银谷》的新闻发布会上以光头造型亮相，即成为会场亮点。除此之外，还有很多女明星都尝试过光头造型，例如刘晓庆、莫文蔚、吴佩慈等，也都被称赞别有一番风情。但对于普通老百姓来说，尤其是更年期的女性，没有人愿意以秃头形象示人。

我曾提到我的表妹脱发严重，其实她也只是看上去头发稀少而已，更年期女性脱发更严重，以至于形成地中海秃顶，甚至几乎掉光的也大有人在，于女士便是这样一位患者。

于女士年轻时便很爱打扮，上了年纪以后依然很新潮，她尤其喜欢花费心思打理自己的头发。为此，于女士经常到离家不远的理发店尝试各种适合自己的造型。

然而，有一段时间于女士不再去那家理发店，原因是她的头发突然出现大量脱落的现象，甚至都快掉光了。

这位于女士是我表妹的邻居。春节时，我给表妹介绍了一个治脱发的方子：将新鲜的侧柏叶浸泡在60%~70%酒精含量的白酒中，一个星期之后，将浸泡过侧柏叶的白酒涂抹于头发脱落处，每天3次，长时间坚持就能有效地促进生发，而且可以让头发更加光泽健康。表妹用了这个方子，见生发效果很好，便推荐给于女士，消除了于女士的一大烦恼。

侧柏叶是一种常见的中药，性寒，味微苦，主要入心经、肝经、大肠经三经，有很好的祛风除湿、清热解毒和凉血的功效。脱发现象大多是由于头上血热太过引起的，侧柏叶所含有效成分可以很好地缓解血热的问题，从而能够治疗血热生风而导致的毛发脱落。而将侧柏叶浸泡在白酒中则能更好地分解出其中的有效成分，有利于头部的吸收。

------------------------- ❋ 董老师在线答疑录 ❋ -------------------------

网友问题：董老师，请问有什么预防脱发的方法吗？

董老师解答：有一种"拿五经梳头法"可以预防脱发。具体的做法是：五指张开，分别置于前发际督脉、膀胱经、胆经的循行线上（中指位于头部正中的督脉线上，食指和无名指位于头部正中与额角之间内1/3处的膀胱经线上，拇指与小指位于头部正中与额角之间外1/3处的胆经线上）。五指指尖立起，用力点按5~10秒，使点按处出现明显的酸胀感，再按揉20秒，这叫作点揉法。然后指尖放松，五指垂直向上移动约半厘米的距离，再次用力点按。如此反复点按，自前发际一直点按至后头部颅底，计为1次，共点按20~30次。按揉时如遇某个部位疼痛感较为明显，可将揉法加到1分钟，然后继续如上步骤反复按揉。这种方法不仅防脱，也有生发的作用。如果是脱发患者，还可以配合侧柏叶泡酒法使用。

自制天然发膜，养出一头光滑柔亮秀发

不少更年期女性朋友因为头发变得枯黄，缺乏亮泽，便喜欢到美容院去"焗油"。而我们通常所说的"焗油"是两种美发用品：一种是有染发作用的"焗油"，另一种是某些有滋润头发作用的"焗油膏"，这在高端护发品市场上更多地称为"发膜"。在这里，我们要说的是后者。

发膜中的营养浓度是润发素的数倍，它最主要的功能就是让精纯养护成分透过头发上的毛鳞片进入发丝中，帮助修复纤维组织，使头发恢复活力健康、柔软亮泽。但对于那些头皮敏感的更年期女性来说，由于市场上销售的发膜产品大都含有一定的化学元素，容易引发过敏问题，因此并不适合使用。

在此，我推荐大家自制天然发膜，不仅能令头发变得顺滑、亮泽，而且还能省不少钱。下面，我就给大家具体介绍一下常见的天然发膜的自制方法。

1. 蜂蜜牛奶护发膜

【材料】纯蜂蜜4大勺，鲜奶小半杯，酸奶小半杯，橄榄油少许。

【做法】将鲜奶和酸奶混合，倒入蜂蜜，打匀，加入几滴纯橄榄油，搅拌到液体无清浊之分；将搅拌均匀的发膜放入冰箱，冰镇10分钟，取出，再搅拌一次即可使用。洗净头发后，用毛巾轻轻包住发梢，吸走水分，将发膜涂于头发上，充分按摩头皮，用热毛巾将头发包起，套上浴帽，20分钟后洗净头发即可。

【功效】舒缓日晒或染发后的脆弱发质，使受损的毛鳞片整齐排列，秀发还原自然光滑度。

2. 番茄牛奶发膜

【材料】较熟的番茄1个，鲜奶小半杯，小麦粉若干。

【做法】番茄洗净去蒂，捣碎或者用搅拌机打碎。将鲜牛奶慢慢倒入番茄泥中，搅拌到看不见块状番茄为止；加入一两勺小麦粉，把番茄牛奶发膜调至适宜稠度即可。洗净头发后，用毛巾吸去多余水分，将发膜涂在头发上，充分地按摩头皮，再用热毛巾将头发包起来，并套上浴帽，15分钟后洗净头发即可。

【功效】恢复头发的天然光泽，并在出汗频繁的夏日去除头发异味。

3. 橄榄油蜂蜜营养发膜

【材料】橄榄油1小勺，蜂蜜1杯，干面粉适量。

【做法】将橄榄油和蜂蜜混合搅拌，再加上一点干面粉搅匀。涂抹在干净的头发上，再戴上浴帽，以头部的热气促使橄榄油和蜂蜜中的营养被吸收，30分钟后清洗干净。

【功效】令头发变得柔软有光泽。

4. 蛋黄润发膜

【材料】蛋黄2个，柠檬汁半杯，白面适量。

【做法】将所有材料放入碗中，一起搅匀，制成发膜。将发膜抹在头发上，轻轻按摩，再用毛巾包裹30分钟，最后清洗干净即可。

【功效】滋润柔软发质。

5. 啤酒发膜

【材料】啤酒1/8瓶。

【做法】先将头发洗净、擦干，再将啤酒均匀地搽在头发上（如果条件允许，可将整瓶啤酒倒在面盆中，浸泡头发两三分钟），然后适当按摩头皮数分钟使啤酒渗透头发根部，停留15分钟后用清水洗净头发，最后用木梳或牛角梳把头发梳理通顺。

【功效】防止头发干枯脱落，促进头部皮肤的血液循环和头发的生长，使头发光亮动人。

6. 芦荟甘油发膜

【材料】新鲜的芦荟叶1根，甘油适量。

【做法】将新鲜的芦荟叶榨汁，去除多余的杂质，芦荟汁与适量的甘油混合在一起。在头发洗干净并自然晾到八成干的时候，将芦荟甘油发膜涂抹在头发上，头皮也可以涂抹，然后用保鲜膜包裹住，保持15分钟之后再用清水洗掉。

【功效】芦荟的滋养成分能够促进头皮的新陈代谢，对于头皮经常出油、头发干枯没有光泽的情况有很好的改善效果。

需要注意的是，使用发膜不能太过频繁，每周1次即可，次数太频繁可能导致头发营养过剩，令头发变得较黏腻。

此外，并非所有的女人都适合使用发膜。如果你的头发本来就很少，而且总是贴在头皮上，用过发膜后，头发就更容易贴在头皮上了。在这种情况下，最合适的选择是以护发作用为主的摩丝或护发素。这种摩丝并不是指我们平常知道的造型类产品，护发类产品中也有"摩丝"，质地很轻，用后会让你的头发显得更加蓬松。

------------- ✳ **董老师在线答疑录** ✳ -------------

网友问题：市场上现有很多护发素，应该怎么挑选呢？

董老师解答：如果你没时间或懒得自己制作发膜，当然也可以买护发素，挑选护发素主要依据头发的发质和特点。

1. 干性发质：干性发质的结构中发丝毛鳞片已经受损，表现出来就是头发缺水、缺油，一遇到阳光就容易干枯，严重的还会发黄、分叉、脆弱易断。干性头发在挑选护发素时，应该注重它是否具有保湿滋润作用。

2. 油性发质：油性头发在刚洗完时，还有神清气爽的感觉，不过，一旦受到紫外线的强烈照射，发丝在与汗水混合后就会变得油腻起来。油性头发应该选择控油清爽型的护发素，让头发长时间保持干爽和舒适。

3. 脆弱发质：脆弱发质是因为头发极度缺乏营养，以至于头发的弹性丧失，变得脆弱易断，因此最好使用含营养成分的护发素来调理发质。

4. 干枯、分叉发丝：干枯、分叉的发丝其实也是干性头发的一种，最好能够坚持使用针对干性发质的洗发水和护发素洗头，并且针对发梢分叉的现象，隔天使用一次护发精华素。

5. 泛黄发丝：发黄的头发，适宜选择有乌发作用的洗发水和护发素洗发，并且每周使用2次带有保养成分的护发素。

6. 弹性差发丝：洗发时最好采用可以改善发质、修护细弱发丝的洗发水和护发素，并且每周至少用1次加强营养的发膜。

梳头有诀窍，帮你解决头屑困扰

更年期女性还有一个常会遇到的问题，那就是头皮屑。为什么更年期头皮屑会增多？道理很简单，缺少了雌激素的滋养，皮肤就会干燥，而头皮作为头顶的皮肤，离卵巢很远，自然会受到影响。

不要小看头皮屑的破坏力。想想看，有着一头乌黑秀发的漂亮女士，却满头、满肩的头皮屑，这实在"有碍观瞻"，对女性自信心是极大的打击。当满头的"雪花"一片一片地飘落时，更是令人尴尬极了。

一般而言，角质层代谢产生头皮屑是正常的，但如果头皮屑像"雪花"似的连绵不绝，那就是身体给我们发出警告了。在中医看来，造成头皮屑的病因有很多，其中血虚风燥、皮毛失养就是很重要的一个。

中医素有"发乃血之余，血旺发有养，血亏发失荣"的说法。女性如果长期月经不调，气血不足，不但头发会变得干枯发黄，头皮屑也会明显增加。若再加上"风燥"，就更是雪上加霜了。如果一个人本身气血不足，抵抗力较弱，血虚生风，风盛则燥，身体内的津液蒸发会更快，久而久之，血无法上荣于头部，加上津液不足，肌肤干燥，头皮屑也就变得越来越多。

头皮屑既然是头发的问题，那我们就要从"头"开始解决。适当按摩头皮能够疏通气血，祛风除湿，对祛除头皮屑有很大的作用。

作为一种生活习惯，梳头早已成为人们日常生活中必不可少的一项"工作"。用梳头而来防治疾病，也有非常悠久的历史了。据传宋代文学家苏东坡，每天早晨都会用手指梳头两三百次，借以提神醒脑、益寿延年。清代吴尚先的《理瀹骈文》中也有关于梳头防病的记载，"梳发，疏风散火也"。

在进行梳头治疗的时候，最好选用桃木梳子，不要使用塑料或金属制品。一般情况下，梳头的时间以每天清晨起床后、午休后和晚上睡觉前为好。具体的梳理方法为：从前额经头顶到颈部。开始的时候，每分钟梳理20~30下，以后便可以逐渐加快速度。注意：在梳头的时候用力要均匀、适当，不要刮破头皮。具体的梳头频率为每天梳头1次，每次3~5分钟即可。

除了这个法子之外，国医大师颜德馨教授也有一套梳头去头屑的方法，我个人觉得很有效果，在这里也一并介绍给大家。他的梳头法是以斜向梳理为主，也就是要求梳子的顶端碰着头皮，先斜向顺着发型梳，再逆向梳，最后再顺着发型梳。每次要梳5分钟，早晚各进行1次。梳完之后，再用手拍打头皮，共拍50下。

梳头疗法是一种很容易为人们所接受的方法，只要掌握了正确的梳头方法，长期坚持下去，不仅可以去除头屑，还可以预防疾病、醒脑提神，是一种有效的养生保健方法。长期从事脑力劳动的人，如能坚持每天运用本疗法，对于缓解疲劳和大脑皮层的紧张状态都大有好处。

一般情况下，这种梳治方法没有什么禁忌，但有皮肤破损、疮疡、皮肤过敏或是较严重的皮肤病时，应该暂停使用。在进行梳治的时候，手法用力要适中，不能过猛，宜先轻后重，先快后慢。如果进行梳头法治疗之后，皮肤出现微热感，症状得到了缓解，便说明已经起到了效果。这种梳头法需要长期坚持才能够显出效果，所以一定要持之以恒，不能操之过急，或半途而废。

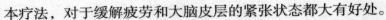

✳ 董老师在线答疑录 ✳

网友问题：请问，防止头屑在饮食上有什么注意事项？

董老师解答：首先，因为头屑产生较多时多伴有头皮刺痒，而辛辣和刺激的食物有使头皮刺痒加重的作用，故应少吃或不吃辣椒、芥末、生葱、生蒜、酒及含酒饮料等。其次，脂肪高的食物要少吃，尤其是有油脂性头屑的人更应注意，因为脂肪摄入过多，会使皮脂腺分泌皮脂过多，从而使头屑形成更快，加重头屑症状。维生素B_2有治疗脂溢性皮炎的作用，维生素B_6对蛋白质和脂类的正常代谢具有重要作用，富含维生素B_2的食物有动物肝、肾、心、蛋黄、奶类、鳝鱼、黄豆和新鲜蔬菜等，富含维生素B_6的食物除上述几种以外，还有麦胚、酵母、谷类等。

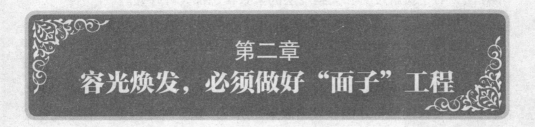

第二章
容光焕发，必须做好"面子"工程

别让面色透露你的年龄

脸是一个人最重要的名片，相信世界上所有的女人都渴望自己面若桃花、白里透红。但随着年龄增长，很多女人都变成了黄脸婆，脸上的肌肤不是晦暗无光，就是色泽不均匀，像没有染好的花布，各种颜色交杂在一起，找不到美的感觉。

然而，年纪大了就一定是黄脸婆吗？显然不是这样的，我们看那些女明星，很多都像二三十岁的少妇一样。也有人经常问我，董老师你是怎么保养的，脸色看起来怎么这么好？

事实上，保养是因人而异的，脸色也不例外，要根据具体的情况采取不同的方法。下面就给大家介绍几种在更年期适用的面色保养方法。

1. 面色苍白

一般情况下，面色苍白多是气虚的表现。如果苍白的脸上缺乏光泽，或者是黄白如鸡皮，则是血虚的症状。另外，体内有寒、手脚冰凉的人也

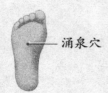

涌泉穴

图5-2-1

会面色苍白，这是阳虚在作怪，这样的人需要多运动，运动生阳，对改善阳虚很有效果。热水泡脚和按摩脚底的涌泉穴（如图5-2-1）也有改善面色的效果。大枣具有益气养肾、补血养颜、安神壮阳、治虚劳损之功效，《本草纲目》对大枣更是推崇备至，"枣主心腹邪气，安中，养脾气，平胃气"。所以脸色苍白的女性可以将大枣洗净，用温水浸泡，然后去核捣烂，加水煮沸15分钟，放红糖和鸡蛋，水开后搅拌均匀即可食用。

2. 面色发青

肝在五行中属木，为青色。面色发青的人，多见于肝胆及经络病症，

多是阴寒内盛或是血行不畅。这类女性要多吃补肝的食物，如韭菜、猪肝等。天气寒冷的时候，人的脸色也会发青，这是生理反应，只要注意保暖就可以了。如果并非处在寒冷的环境中，脸色还发青，就是肝肾的病了，这类女性要多吃枸杞、多喝骨头汤。记住熬汤时，要把骨头砸碎，然后加水文火熬煮。另外还可以多吃一些坚果等。经常喝酒的人也会脸色发青，所以爱美的女性一定要注意饮酒适度。

3. 脸色土黄

脸色土黄的人一般有懒动、偏食、大便不调等症状，这时应注意健益脾胃，而捏脊可以督一身之气、调理脏腑、疏通经络，对于改善脾胃有很好的效果。另外，据《本草纲目·果部》记载，红石榴能清热解毒，改善面色，使其红润光泽。所以，脸色不好的女士可以多吃石榴。

4. 印堂发黑

两眉之间的部位叫印堂，又称"阙中"。我们看电视的时候经常看到算命先生说"你印堂发黑，近日必有大祸"，就是指的这个地方。民间也认为印堂发黑是不好的征兆。《黄帝内经》中说："阙上者，咽喉也；阙中者，肺也。"印堂可以反映肺部和咽喉疾病。印堂部位呈现白色，多是肺气不足，这类女性要注意补肺；如果印堂出现青紫色，则是气血流通不畅、郁结所致，这类女性要注意多吃活血化瘀的食物。

此外，健康的肌肤状态，能够自行治愈痘痘；若不能恢复，就说明皮肤中胶原蛋白含量过低，这种体质需要大量补充维生素C、蛋白质，以此来促进胶原蛋白的生成，从而促进皮肤的恢复。

-------------------- ✿ 董老师在线答疑录 ✿ --------------------

✎ 网友问题：董老师，我也到更年期了，近两年脸上的皮肤长期干燥没有光泽，应该怎么办呀？

董老师解答：你可以试试用杏仁膏敷脸，方法是这样的：准备牛奶45毫升，苦杏仁粉10克，蜂蜜10毫升，水适量。在杏仁粉中加入少许水，调成糊状，再将牛奶与蜂蜜加入杏仁糊中，搅拌均匀，成为膏状。洁面后，将杏仁膏均匀涂抹在脸上，注意避开眼部及唇部周围，并将保鲜膜覆盖在涂好杏仁膏的脸上，约10分钟后，取下保鲜膜，用清水洗净即可。

洗面除皱法，消除岁月在脸上的痕迹

女人进入更年期，一听到皱纹二字，立刻就会感到害怕。因为皱纹意味着年龄的增长，同时也预示着自己已经不再年轻。怎样才够预防皱纹的产生，让自己看起来像20岁呢？防皱、祛皱真的有那么难吗？

在回答这些问题之前，我们先来看一下皱纹到底是怎样产生的。

地心引力和皮肌的不断重复运动影响两种纤维：胶原纤维和弹性纤维。前者维持皮肤的弹性，后者则保证皮肤的柔软。在表皮之下还有一层肉眼看不见的真皮，它和表皮一样重要，并且是表皮的基础和营养源。

在真皮层中，胶原纤维和弹性纤维不断产生，又不断消亡。一般来说，酶会将那些最衰老的纤维破坏掉，与此同时，又会制造出新的纤维来代替它们。不过随着时间的推移，这种新陈代谢会出现问题。人上了年纪以后，真皮母细胞抵抗酶破坏力的能力减弱了，胶原纤维和弹性纤维的数量和质量也会随之下降，表皮和真皮的交界面便开始衰退松散。另外，表皮和真皮会越来越倾向于互相分离，有时候甚至会完全分裂。随后，表皮就会在重力的作用下开始向下滑动。于是颈部、眼眶周围和其他一些部位的皮肤就开始慢慢地出现皱纹。

此外，一些不良生活习惯会令皱纹过早产生。虽然人体的老化属于自然规律，不是人的力量能够改变的，但是人们完全可以通过注意日常生活中的细节，来避免皱纹过早出现。

面部是五脏精气外荣的部位，经常洗脸能够令气血疏通，有促进五脏精气外荣的作用。但是在选用洗脸水的水质、水温以及洗脸次数的时候，应该符合人体的生理特点。我建议大家在洗脸的时候使用软水（如江水、河水、湖水等不含或含较少可深性钙、镁化合物的水），因为软水所含有的矿物质较少，有助于软化皮肤。对于水温，则可以根据需要来确定：如果习惯用冷水洗脸，便可以冷水浸面，以保持颜面的青春；或者用冷温交替的洗法来洗脸，加强皮肤的血液循环，令皮肤变得细腻白嫩。而洗脸的次数，应该保证早、午、晚各一次。如果所处的环境要求更多的洗脸次数，则可以适当增加。对洗脸时所用的洁面产品，则要根据不同气候，以及个人不同的年龄、职业、皮肤特点等，有针对性地选择。

除此之外，这里再给大家介绍一种搓涂美颜法。这个方法是记载在清代医书《颐身集》中的，也具有祛除皱纹的功效。每天早晨起床之后保持静坐的姿势，闭目，排除心中杂念。将双手相互搓热之后，擦面7次；然后开始做鼓腮的动作，让腮部如同漱口的样子进行运动，共进行几十次（如图5-2-2）。

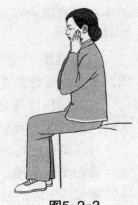

图5-2-2

做这个动作的时候，口中会分泌出津液，等到津液多起来时，取津液涂面，然后再用手搓面部数次，直到面部发热为止。如果不愿意用津液涂面，也可以擦一些美容粉、美容膏等保健性的美容品，从而更好地保健皮肤。这种按摩方法通过凝神静坐养神气，搓涂面部令皮肤光润。

※ **董老师在线答疑录** ※

网友问题： 董老师，我的眼角部位鱼尾纹比较明显，有什么除皱法吗？

董老师解答： 你可以试试苹果膏敷脸的方法：将一个苹果切成两半，将一半苹果放入碗中，捣碎，再加入10毫升的蜂蜜以及少许面粉，搅拌均匀，调成糊状。然后将脸清洁干净，再将这种膏状物直接涂在脸上，皱纹处可以多涂些，20～30分钟后用清水洗净即可。每周使用1～2次，几个月后就能看见明显的抗皱效果。

耳穴模压法，能治本的"白面方"

"一白遮百丑"是女人笃信的美丽原则，亚洲女性对于美白的追求就像人类对于光明的追求一样从未停止。古代的医典里就记载了很多具有美白作用的药物，而这些药物又都与"令人肥健"的作用联系在一起，比如山药、天冬、麦冬、茯苓等。之所以有这样的联系，是因为古人已经认识到面色的白皙要以身体气血充盈为前提。

随着年龄的增长，女性的面色会逐渐由青春时期的白皙变为暗沉，于是有些人就通过在脸上涂抹化妆品来达到美白的效果，用遮瑕膏、粉底、散粉、粉饼等来粉饰日趋暗沉的面色。其实，美白就像是治病，治标不如治本，只有把内在肤质调理好，肌肤才能真正展现出由内而外的自然美白光彩。

看到这里，女性朋友可能会问了，那么到底怎样才可以让脸白起来呢？耳穴模压疗法正好是解决这个问题的不错办法。

耳穴模压疗法是按照患者的耳郭，制成塑料模具，在相应的穴位上开孔后，安置各种刺激物进行按压以治疗疾病的一种方法。

耳穴模压疗法共分为两个步骤。

首先便是套模。先将位于耳穴模背面两个隆起的部分（也就是相当于耳甲艇和耳甲腔的背面）嵌入患者耳郭相应的耳甲艇与耳甲腔内，边套边轻轻地向前后方向转动，使耳穴模全部套入患者的耳郭。开始套模的时候往往不太顺利，经过多次训练后，便能够将耳穴模顺利地套进去。

接着便是按压。用拇指将耳前抵住，其余四指将耳背按住，持续或是间断地加压，使耳穴模上每一个穴孔内的刺激物都能够刺激到耳穴。

耳穴模中的刺激物有很多选择，可以使用王不留行籽、磁珠、药物，也可以进行通电按摩。不同的刺激物使用的方法也不同。具体来说，使用王不留行籽，需要每日按压3~4次，每次3~5分钟。治疗完后要取下耳穴模，次日再重复进行。

使用磁珠时，每日按压3~4次，每次3~5分钟。治完之后不必取下耳穴模，这样可以使磁场效应得到充分发挥。

在使用药物进行治疗的时候，不需要进行按压，也不需要取下耳穴模，每次套6小时，使药物充分发挥作用即可。

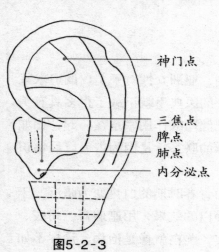

图5-2-3

神门点
三焦点
脾点
肺点
内分泌点

使用电极进行刺激的时候，要保证每日通电1次，每次持续15分钟。治疗完毕后取下耳穴模，次日再套入通电。

在治疗面部色素沉着的时候，要取神门、肺、脾、内分泌、三焦这几个穴位（如图5-2-3），在穴孔内放置磁珠、王不留行籽进行按压。

在使用耳穴模压疗法治病的时候，有以下注意事项：使用耳穴模时，应该两耳交替使用，3~5日更换一次；如果两耳同时使用，在治疗3~5天后便需要休息2~3

天，这样才能够取得较好的效果；如果耳压物出现了磨损或者脱落，应该及时进行更换或者填补；在按压耳穴模时出现轻微疼痛是正常现象，不必担心，如果疼痛剧烈，便应该检查一下，看是不是耳压物没有放平。

------------ ❋ 董老师在线答疑录 ❋ ------------

网友问题：董老师，我的脸上黑色素沉淀较多，而且还出现了色斑，有没有什么方法可以消除？

董老师解答：有一种敷面法，除斑效果不错，你可以试一试。具体方法是：准备适量的新鲜菊花，将它们洗干净，捞起来，沥干水，放进瓷碗中用汤匙捣烂备用。把鸡蛋一端的壳磕掉一点，剥开成一个小孔，让蛋清从小孔中流出来，取一半鸡蛋清，倒进瓷碗里，与菊花糊仔细拌匀后敷在脸上，自然风干之后，再用清水将脸冲洗干净就可以了。

一定要把对眉毛的伤害降到最低

中国有很多关于眉毛的成语，如眉清目秀、眉目传情、眉飞色舞、愁眉不展等。《红楼梦》中贾宝玉第一次看到林黛玉的时候，马上被林黛玉那微微蹙着的眉头所吸引，于是依此给她起了个外号"颦颦"。由此，我们可以看出，眉毛对一张表情生动的脸有不小的作用。

事实也的确如此，在女性的面部中，最容易改变的地方，而且在变化时给人印象最为深刻的地方就是眉毛。很多爱美的女性也注意到了这点，所以很注重对眉毛的修理。但是，修眉毛最好是用刀刮，而不是拔。

如果你已经习惯拔眉，那么最好顺着眉毛的生长方向拔，而且拔眉前要用温水敷眉，让毛孔张开后再拔，这样对皮肤的伤害最小。但不管是哪种修饰方法，都需要做好"善后"工作。芦荟具有消炎杀菌、保湿、收敛毛孔的功效。在《本草纲目》里，芦荟不仅被看作是有用的植物，而且还有形状如"树脂状"的记载。在刮完或拔完眉毛后，取新鲜芦荟汁涂抹在眼眉周围，可以有效防止肌肤红肿、毛孔变粗等现象。

有首古诗这样说："水是眼波横，山是眉峰聚。"眼睛常被比喻为秋水，眉毛则是水边的风景，假如没了风景，也就不能显现水的柔美了。但是为了更彻底地修眉，有些女性干脆把眉毛都剃光，然后用眉笔画出自己

健康小贴士

中医认为，眉毛能反映五脏六腑的盛衰。《黄帝内经》里说眉毛属于足太阳膀胱经，其盛衰依靠足太阳经的血气。眉毛长粗、浓密、润泽，反映了足太阳经血气旺盛；眉毛稀短、细淡、脱落，则是足太阳经血气不足的表现。眉又与肾对应，为"肾之外候"，眉毛浓密，则说明肾气充沛，身强力壮；眉毛稀淡恶少，则说明肾气虚亏，体弱多病。

喜爱的线条，这是不可取的。人体是天地生成的一个最完美的"仪器"，任何零部件都有它不可替代的作用，眉毛也是如此，它可以为眼睛挡风遮雨，如果把眉毛剃光，就是去掉了保护眼睛的一道防线。所以，女性朋友们，别再对眉毛"赶尽杀绝"了。

❋ 董老师在线答疑录 ❋

网友问题：董老师，为什么我总是掉眉毛呢，现在都已经快掉光了，怎么办呢？

董老师解答：眉毛是毛发的组成部分，掉眉毛的原因包括精神因素、激素水平、身体状态、环境因素及特殊原因。有一个小偏方推荐你试一试，做法十分简单：将生姜、地黄分别水煎取汁，并将两者混合搅拌均匀，晚上睡觉之前涂抹在眉部。这个方法生眉、生发的效果都非常明显，可以经常使用。

顾盼生辉，让人难以抵挡的诱惑

在五官当中，眼睛是心灵的窗户，是最有"杀伤力"的。然而，到了更年期，眼睛的衰老便突显出来了，老花眼、白内障等各种问题都来了，很多人的眼睛都是黄浊的，更不要谈什么顾盼生辉、含情脉脉了。

《本草纲目》中对菊花的功效有详细的描述："性甘、味寒，具有散风热、平肝明目之功效。"取菊花三五朵，加十几粒枸杞，再放少许冰糖，用开水冲泡，一杯清新、沁人心脾的菊花茶就呈现在你面前。长期饮用，自会明眸善睐、顾盼生辉。

长期对着电脑、书本，眼疲劳者要注意营养均衡，平时多吃些粗粮、杂粮、红绿蔬菜、薯类、豆类、水果等富含维生素、蛋白质和纤维素的食物。此外，木瓜味甘性温，将木瓜加薄荷浸在热水中制成茶，晾凉后涂敷在眼下皮肤上，不仅可以缓解眼睛疲劳，而且还能减轻眼部水肿。

眼睛的美关键在于有神，明眸如水才能传神。"一汪潭水清澈荡漾，欲语还休含珠泪"，水灵的眼睛离不开精心的呵护。

眼睛干涩时，有些女性喜欢用热汤热水来蒸眼、洗眼，觉得这样很舒服，其实这种做法是不对的。火攻眼睛，热水洗眼睛虽然暂时能感到滑润，但过一段时间就会感到发涩。用冷水洗眼睛是最好的，虽然刚开始时眼睛发涩，不舒服，但过一段时间就会变滑。另外，也可以通过转眼珠来缓解疲劳：先左右，后上下，各转十多次。需要注意的是，转眼珠宜不急不躁地进行。

美丽的双眼不仅源于天生，还得靠后天的养护。所以，从现在起开始养护双眼吧。

-------------- ❋ 董老师在线答疑录 ❋ --------------

网友问题：年纪大了，经常是看一会儿东西就感觉眼睛累，有什么方法可以缓解吗？

董老师解答：有一个"补眼汤"缓解眼疲劳很有效，我自己也经常用，你不妨试一试。具体方法是：准备好10克枸杞、3克陈皮、8颗大枣、适量的蜂蜜。把枸杞、陈皮和大枣放进锅里，加入适量的纯净水，用小火煮沸20分钟，取第一道汁，再加进一些纯净水煮成第二道汁，这两道汁便是给眼睛的营养汤，在饮用前加入适量的蜂蜜。每天喝2次，分别在上午和下午饮用第一道和第二道汁，坚持下去，不仅养出好气色，眼睛也会变得明亮有神。

不做"熊猫"，真功夫除去黑眼圈

生活中我们经常看到，一些更年期女性因为晚上休息不好，早上眼睛下方常常围绕着青黑色的一圈，还微微水肿，看起来就像"熊猫"。这是因为肾气亏损，两眼缺少精气的滋润，使黑色浮于上，因此眼圈发黑。黑眼圈对于爱美的女性来说是一定要解决的美容问题。

保持良好而充足的睡眠是最根本而彻底的方法，但是很多人实在没办法做到，那么就尽量减少熬夜的时间。睡觉时垫高枕头也能避免血液淤积在眼圈下方。

中医认为，眼眶黑的人多半是肾气亏损，所以要增加营养。在饮食中增加优质蛋白质摄入量，多吃富含优质蛋白质的瘦肉、牛奶、禽蛋、水产等。增加维生素A、维生素E的摄入量，因为它们对眼球和眼肌有滋养作用。含维生素A多的食物有动物肝脏、禽蛋、胡萝卜等。富含维生素E的食物有芝麻、花生米、核桃、葵花子等。

另外，民间有一些治疗黑眼圈的法子，很多人尝试以后都说效果不错，我摘录了几条，大家不妨一试。

1. 土豆片眼膜

土豆在《本草纲目》里被称作马铃薯，有补气、健脾、消炎、解毒的功效。将土豆削皮洗净后，切成2毫米厚的片。然后平躺在床上，将土豆片敷在眼上，约5分钟后再用清水洗净。这款眼膜最好在夜晚敷，有助于消除眼部疲劳。但是长芽的土豆有毒，不要用。

2. 鸡蛋银戒指转眼

将鸡蛋煮熟后去壳，用棉纱把鸡蛋和纯银戒指包在一起。然后闭上眼睛，用这个棉纱包在眼部四周转动。热力加按摩，可加快眼部血液循环。鸡蛋与纯银混合能散瘀。不过动作一定要轻柔。

3. 茶叶包敷眼

用冷水浸泡茶叶包（红茶除外），之后取出敷在眼睛上，15分钟后取下，每周1次，可有效淡化黑眼圈。

4. 穴位按摩

对眼部进行适当的按摩也能够缓解黑眼圈和眼袋等问题。用无名指按压瞳子髎穴、四白穴、睛明穴、鱼腰穴、迎香穴等几个穴位（如图5-2-4）。每个穴位按压3~5秒后放松，连续做10次。中指放在上眼睑，

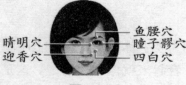

图5-2-4

无名指放在下眼睑，轻轻地由内眦向外眦按摩，连续10次。用示指、中指、无名指指尖轻弹眼周3~5圈。注意按摩的力度一定要轻柔，避免大力拉扯肌肤，防止细纹的出现。

想解决"熊猫眼"，就要靠实打实的"真功夫"，不要偷懒，从今天起好好呵护你的明眸吧！

----------------- ❋ **董老师在线答疑录** ❋ -----------------

网友问题：董老师，我的黑眼圈不是一时的，是常年黑眼圈，有什么办法解决吗？

董老师解答：你这是眼部有瘀血，所以要活血化瘀，推荐你一款"黑木耳猪肝汤"，可以常年喝。其制作方法为：准备黑木耳30克，用清水透发，洗净备用；猪肝60克，切片备用；生姜1片，去皮；大枣2颗，去核备用；盐少许。烹煮时先在煲内加入适量清水，用大火煲至水沸，然后放入准备好的黑木耳、生姜和大枣，继续用中火煲大概一个小时之后加入猪肝片，等猪肝片熟透，加入盐即可食用。如果想要汤品更加鲜美，也可以适当地添加其他的调味品调味，但是不要添加过多。

快速消除眼袋的小方法有哪些

眼部肌肤是人体最薄的肌肤，而且眼部肌肤的运动量很大，平均一天要眨眼20000次，眼周会产生和聚集大量的自由基，使其容易老化松弛。再加上年龄增长以及由于工作睡眠时间不规律的原因，眼部肌肤新陈代谢减缓，胶原蛋白和弹性纤维慢慢流失，护理眼球的脂肪逐渐淤积，最后，肌肤老化到一定程度，脂肪隔膜而出，眼袋就产生了。

很多人分不清楚眼袋和卧蚕，卧蚕是在整个下眼睫毛根部横卧的一条带状凸出物，面积小小的，直径和高度都不会超过0.5厘米。眼袋，顾名思义就是下眼睑凸出的一块长1~2厘米的半圆形袋状物，有了它就显老。由于眼睛四周脂肪量少又薄，血管又细又少，相对的营养补给也少，所以，老化会先从眼睛周围长皱纹开始，紧接着眼袋就出现了。其实，如果保养得宜，就算上了年纪也不会有眼袋。

更年期女性要想避免眼袋的出现，可尝试以下几个小方法。

1.黄瓜的美容功效毋庸置疑，可以在眼袋部位把切片的小黄瓜敷上，用来缓解肌肤疲劳，减轻眼袋的症状。但敷完小黄瓜眼膜的皮肤干净细薄，容易晒伤，所以要躲避阳光，以免消除了眼袋，却多了雀斑。

2.睡前在眼下部皮肤上贴无花果，坚持下来也可减轻下眼袋。

3.每晚睡前若能用维生素E胶囊中的黏稠液对眼下部皮肤进行为期4周

的涂敷及按摩，能收到消除下眼袋、减缓衰老的良好效果。

4. 把一小杯茶放入冰箱中冷冻约15分钟，然后将一小块化妆棉浸在茶中，再把它敷在眼皮上，能减轻眼袋水肿程度。木瓜茶不仅可缓解眼睛的疲劳，也有延缓衰老和减轻眼袋的功效。

5. 在面部用些乳脂或油性的大品牌眼霜，手指朝上击打眼部。特别要注意在眼部周围软弱的皮肤上重点轻敲。平时应当避免随意地牵拉下眼睑或将其向外过度伸展。这些措施都有助于消除下眼袋。

6. 为了消除下眼睑松垂或眼袋，最好每天能斜卧在一块斜面木板上几分钟，以加速面部血液循环，改善面部肌肤营养状况，防止过早出现皮肤衰老。

7. 睡前用无名指在眼肚中央位置轻压10次，每晚持之以恒，以舒缓眼部水肿的问题。

另外，还可以通过化妆来掩盖眼袋。在肿胀处下方使用淡色的遮瑕膏，在隆起部位抹上深色遮瑕膏，这样可以模糊隆起与低陷的界限。但是这两种颜色融合的程度非常重要，一定要使其自然地融合在一起。同时还可以在上眼眶边画上浓重的眼线，再画上浓浓的眉毛，以转移别人视线的焦点。

❋ **董老师在线答疑录** ❋

网友问题： 董老师，我记得您曾经介绍过用蜂蜜除眼袋的方法，具体该怎么做呢？

董老师解答： 用蜂蜜敷眼，缓解眼袋的效果确实不错。首先用清水把脸洗干净，吸干脸上的油脂，可以不擦干水分，让其自然吹干。然后在眼部周围均匀涂上蜂蜜，适当按摩太阳、承泣、四白等穴位（如图5-2-5）几分钟，10~15分钟后用清水洗去即可。然后，可适当涂上霜。

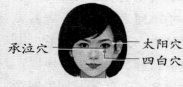

承泣穴 —— 太阳穴
—— 四白穴

图5-2-5

从现在起，耳朵也要美丽大作战

说起美容，很多女性想到的是面部。生活中也经常会遇到一些面部肌肤细腻、娇媚动人的女性，耳朵的肌肤却粗糙无比，甚至有耳屎进入你的视线，顿时，原本美好的形象大打折扣。所以，女性朋友们千万别因这个细微之处，毁了自己的形象。

怎么给耳朵美容呢？其实很简单，平时洗脸时要照顾到耳朵，做面膜时给耳朵也留点，涂护肤品时也擦擦耳朵，等等。另外，《本草纲目》记载，山药久服可使人耳聪目明，可益肾健脾胃、润皮毛。所以，爱美的女性可以把苦瓜粉、山药粉放入杯中，用热水冲泡，加入蜂蜜（或白糖）搅拌饮用。当然，你也可以将山药粉与蜂蜜、水混在一起搅拌均匀后，涂在脸上做面膜，但是千万不要忘记耳后根。

耳朵是最容易被忽视，但又尤其重要的地方，因为它不仅关系到你的形象，还关系到健康。中医认为保养耳朵可以激发经气，疏通经络，畅通气血，平衡阴阳，调理脏腑，增强听力，达到养生的目的。鉴于此，我介绍几招耳朵养生法。

1. 提拉耳朵

双手示指放在耳屏内侧后，用示指、拇指提拉耳屏、耳垂，自内向外提拉，手法由轻到重，牵拉的力量以不感疼痛为宜，每次3～5分钟。

2. 搓耳

握住双耳郭，先从前向后搓49下，再从后向前搓49下，以耳郭皮肤略有潮红，局部稍有烘热感为宜。每天早晚各进行1次。搓过双耳后，会有一种神志清爽、容光焕发的感觉。

3. 双手扫耳

以双手把耳朵由后向前扫，这时会听到"嚓嚓"的声音。每次20～30下，每天数次。

4. 搓弹双耳法

双手轻捏两耳垂，再搓摩至发红发热。然后揪住耳垂往下拉，再放手让耳垂弹回。每天2～3次，每次20下为宜。

✿ 董老师在线答疑录 ✿

网友问题：董老师，我有时会出现耳鸣、头脑昏沉的状况，怎么办呢？

董老师解答：这种情况可以通过刺激耳朵恢复正常状态。方法是：首先，掌心向后，将中指插进耳朵孔里的合适位置，手指在里面转180度，让掌心向前；然后让手指轻轻地在里边蠕动，要注意，不要太用力，而是轻轻地蠕动，就像小虫子一样轻轻地动；按摩二三十秒后，突然将手指向前外方猛地拔出来，最好能听见响。

"唇"情女人，护唇有方

"指如削葱根，口如含朱丹"是古代美女的典范。嘴唇是人们脸部的一道亮丽风景线，关系着女人的美丽，所以我们不仅要养护脸部肌肤，也要好好养护唇部。

《本草纲目》记载，蜂蜜味甘、性平和，有清热、补中、解毒、润燥、止痛的功效。嘴唇干燥时，可在就寝前细心地涂抹蜂蜜于嘴唇。几天后，嘴唇就可恢复柔嫩光滑。当然，你也可以涂唇油，但一定要厚点，再剪一小片保鲜膜贴在唇上，然后用热毛巾敷在上面，直到毛巾冷却，这样可以使唇油中的精华被嘴唇彻底吸收。

生活中，很多更年期女性非常关心眼角的皱纹，却鲜少注意到唇部的皱纹。其实，皮肤的老化松弛以及表情肌的过度收缩，常造成嘴角、唇部皱纹丛生，这会对脸部的美观造成极大的影响。我为此总结出来下列唇部护养法：毛巾用温水沾湿后，轻轻敷在双唇上（两三分钟）；用儿童型软毛牙刷刷掉死皮；用棉棒蘸温水洗去残留的死皮；涂抹蜂蜜（居家）或者护唇膏（外出）。

嘴唇是非常娇弱的部位，干燥、低温、冷风的环境都会对它造成损伤，尤其是秋冬季节，空气干燥、气温低，特别是干风很容易使唇部起"干皮"。因此，外出、游泳的时候，要涂上一层润唇膏，让娇弱的双唇得到适当的保护。爱美的女人不要忘记在临睡前给双唇涂一层保湿型润唇膏。

纵向的唇纹增多、唇峰渐渐消失、唇色日渐暗沉等，这些都是唇部衰老的标志，如果做做下面这些运动，衰老的步伐就会渐渐慢下来。

1. 嘴巴做张合运动，每次尽量将嘴巴张至最大，重复10次。

2. 用中间三指从中间往两侧按摩嘴唇四周的肌肉，可以缓解肌肉紧张。

3. 用双手中指指腹以画圈的方式按摩两侧嘴角，力度不要过大。

4. 如果你是在办公室，那么可以将一支干净的笔用鼻尖和上唇夹住，然后向各个方向转动脸部肌肉。这个动作既有趣，又锻炼了唇部肌肉，可谓两全其美。

健康红润的双唇是女人特有的标签。我们要好好呵护双唇，为世界留住灿烂的弧度。

--------------------- ❋董老师在线答疑录❋ ---------------------

网友问题：董老师，我的嘴唇很容易干裂疼痛，有什么方法解决吗？

董老师解答：建议你抹一抹桃仁猪油膏。方法为：准备桃仁、猪脂各适量。首先将桃仁捣烂成泥，然后将猪油倒入搅拌均匀，制成膏状，外涂于唇部即可。

齿宜常叩，拥有迷人皓齿

唐代著名的诗人杜甫有一首著名的七言古诗《哀江南》，里面的名句"明眸皓齿今何在，血污游魂归不得"深得赞赏。"明眸皓齿"一词在这首诗中代指的就是古代四大美女之一杨贵妃。由此观之，古往今来，美丽洁白的牙齿都是美丽的象征。想想看，一口整齐、洁白、健康的牙齿是不是更能够传递出女性特有的动人魅力呢？

作为人体最重要的器官之一，牙齿整齐洁白也是人体健康的重要标志。中医学以为，肾主骨生髓，髓乃肾中精气所充，而"齿为骨之余"，即齿与骨同出一源，故牙齿亦为肾中精气所充。肾精能够生髓，而髓可以养骨，所以肾精充盛则骨髓生化有源，骨髓充足则骨骼得养，牙齿也就坚固不易脱落。

正如《杂病源流犀烛·口齿唇舌病源流》中所说："齿者，肾之标，骨之本也。"叶天士在《温热论》中也明确指出："齿为肾之余，龈为胃之络。"所以说，牙齿雪白润泽并且坚固，是人体肾气旺盛、津液充足的表现。

生活中，我们通过叩齿可以刺激牙体和牙周组织的神经、血管和细胞，促进牙体和牙周组织的血液循环，使牙齿坚固，有加强肾精的作用。古人就有"清晨叩齿三十六，到老牙齿不会落""朝夕琢齿齿不龋"的说法。王玉川主编的《中医养生大全》中详细介绍了叩齿方法。

具体做法为：早晨醒来后，先不说话，闭目静心，摒除杂念，口唇微闭，然后上下牙齿进行有规律的叩击。叩齿有3个动作，先将下颌骨后缩，使上下臼齿的咬合面能够靠接，上下臼齿互相叩击50下。然后将下颌骨向前方稍推移，使上下门牙的咬合面能够靠接，上下门牙叩击50下。最后，再错牙叩大齿部位50下。每天早晚各做1次，力度可根据牙齿的健康程度量力而行，叩齿次数可适当增加。

叩齿不但对牙齿有好处，还会因为带动面部肌肉的不断活动，改善脸部供血状态，提高细胞的代谢功能，令面部肌肤红润有光泽。

为了拥有一口美丽、亮白的牙齿，女性朋友还要注意牙齿的清洁卫生，比如早晚刷牙、三餐后漱口、正确咀嚼等；饭后不宜用牙签剔牙，否则容易损伤齿龈组织，造成感染和溃烂；饮食上可适当食用富含维生素C的新鲜蔬菜、水果及维生素含量丰富的其他食品，如蛋黄、牛奶及动物肝脏等，保证牙釉质的发育。

---------------------- ✻ **董老师在线答疑录** ✻----------------------

网友问题： 董老师，牙齿黑黄有什么方法解决吗？

董老师解答： 有一种香白芷药膏，出自《御药院方》，具体方法是：准备香白芷、青盐、零陵香、升麻各15克，细辛6克，麝香1.5克，砂锅上刮下来的细末、石膏细末各30克。先将前5味药放在一起研成细末，麝香单独研成末，然后将所有的细末混合在一起精研即可。每天早上用它来擦拭清洁牙齿，然后用温水漱口。这个方子主要功能是洁齿白牙，主要治疗牙齿黑黄，同时还有除口臭的功效。注意，麝香具有活血通经、催生下胎之效，因此孕妇禁用此方法。

第三章
保养肌肤，刻不容缓的抗衰行动

美白，用"绿色"的方法吧

对于肤色的喜爱，东西方女性大有不同。西方白种女性往往钦慕健康阳光的小麦色，甚至黝黑的肌肤，日光浴是她们喜爱的"美黑"方式。东方女性则恰好相反，"一白遮百丑"是大部分人的想法。白皙的皮肤一直是东方女人追逐的目标，为了使皮肤变白，许多人近乎疯狂地使用各种美白方法，但追"白"的女士们可千万不能学迈克尔·杰克逊，把皮肤漂白，记得一定要用"绿色方法"。

《本草纲目》里高度赞美黄豆，说它"容颜红白，永不憔悴"。所以女性朋友们可以多吃些黄豆，如喝豆浆，做黄豆焖猪蹄等。另外，西红柿可治胃脾虚弱、食欲不振，兼具有美白功效。因此，渴望皮肤变白的女性也可以把西红柿捣碎，装到碗内，用汤匙挤出果汁，再加一点蜂蜜，涂到脸和胳膊上，过20分钟，用清水洗净，每天一次，你会渐渐发现自己皮肤越来越白。

另外，醋也具有美白功效。《本草纲目》称："醋可消肿痛，散水气，理诸药。"喜爱白皮肤的女士，可以在中午和晚上吃饭时喝上两小勺醋，不仅可以美白，还可预防血管硬化。除了饮食之外，在化妆台上放一瓶醋，每次洗手后先敷一层，保留20分钟后再洗掉，可以使手部的皮肤柔白细嫩。当然，在每天的洗脸水中稍微放一点醋，也能起到美白养颜的作用。

影星张曼玉不仅演技炉火纯青，而且容颜和刚出道时一样，丝毫不见岁月的痕迹。张曼玉的保养之道让很多人羡慕，特别是她白滑幼嫩的肌肤，更是颇受广告商喜爱。那么，她的美白妙招又是什么呢？

张曼玉说，虽然天生皮肤白净，但再好的皮肤也要细心呵护。她坚持将防晒、美白、保湿三大步骤做好。"一般我不去美容院，护肤也只是自己动手。我喜欢用水果护肤，像柠檬就可以让皮肤变得洁净纯白。在水果、蜂蜜、蛋清调制的面膜里掺入一些淡化色素的草药汁，美白的效果会更好！"

有些女性肌肤暗沉蜡黄，如果想变白，除了多休息缓解肌肤疲劳外，还可以用玫瑰、甜橙花、花梨木、茉莉混在一起煮水，放凉后用来洗脸。玫瑰、甜橙花、花梨木、茉莉可以活化肌肤，促进血液循环，让肌肤红润，增强肌肤弹性。

如果是因为长期强烈的日晒使皮肤变黑，则可以把新鲜的芦荟清洗干净，去除表皮，涂抹在外露的肌肤上，可以有效治疗晒伤之后的皮肤，坚持使用，肌肤就会慢慢变白。长期有规律地摄入维生素C，可以有效防止黑色素的产生，这是美容专家提倡的方法。当然，也不要忘记做好防晒工作。

女性朋友们若想让肌肤变得白皙细腻，就必须学会用天然的方法来美白。

❋董老师在线答疑录❋

网友问题：我年轻的时候皮肤还不错，但随着年纪的增长逐渐变差，尤其是手臂，除了皱纹，肤色还有些暗黄，有什么好的方法吗？

董老师解答：这里有一个茶水美白方：洗完手后，将茶水涂到手臂上，并用手轻轻拍打，然后将蘸了茶水的脱脂棉布敷在手臂上2～3分钟，然后用清水洗净。注意，有时手臂上的茶水颜色不能马上洗掉，但过一个晚上会自然消除。在不同品种的茶叶中，绿茶的茶多酚含量最丰富，因此，此方法最好使用绿茶的茶叶水。只要每天使用这个方法1～2次，持续两个星期左右，便可以抑制皮肤色素沉着，减少过敏反应的发生。茶水除了以上的功效，还有其他用处：用纱布蘸茶叶水敷在眼部黑圈处，每日1～2次，每次20～30分钟，可以消除黑眼圈；用茶叶水连渣儿洗手洗脚，可以防止皲裂，并且能够防治湿疹，止痒，减轻汗脚的脚臭；用茶水漱口，可以防治口腔疾病。

药浴美肤方，让你的皮肤水嫩嫩

都说女人是水做的，这不仅是指女人柔情似水，也不只是指女人那伤心也好、开心也罢都会流下的眼泪，更多的还是指那种洋溢在女人脸上、眼中的水光点点。

水润的女人是惹人爱的，而水润在女人身上最直观的体现，在于皮肤是否水嫩。然而，很多女性进入更年期后，皮肤变得又黄又皱，甚至还有点松弛，整个人看上去干瘪瘪的，不仅没有女人应该有的水灵光鲜，甚至连饱满的感觉都没有。

人们都说，女人皮肤不好，就相当于得了心灵上的癌症，这话并不夸张。女人的皮肤一变差，最先垮掉的便是自信心，为了重拾自信，女人们真可以说是倾其所有，但治标不治本，没过多久，那种皱巴巴的感觉便又回来了。

那么，该如何护肤呢？这里提供一种方法——中药浴。

中药浴有着悠久的历史，它是指在浴水中加入药物的煎汤或浸液，或者直接用中药的蒸气熏蒸、熏洗患处的健身防病方法。药浴依据中医辨证施治的理论，根据不同的皮肤表现，选择相应的药物，按照一定的配伍，煎水进行洗浴，包括全身浴、局部浴、熏蒸、烫敷等方法。通过这种方法，能够令药物从体表和呼吸道黏膜进入体内，起到清洁皮肤、疏通经络、活血化瘀、消除疲劳等功效，还可促进体内血液循环，增强皮肤抵抗力，对皮肤的保养很有好处。

国医大师王玉川教授主编的《中医养生学》中，收录了两个有美肤功效的药浴方，下面我为大家简单介绍一下。

1. 香药澡豆方

这是一个很古老的方子，在《太平圣惠方》中便有记载。

大豆10000克，赤小豆800克，苜蓿150克，零陵香150克，冬瓜仁1200克，丁香60克，麝香15克（细研），茅香60克，猪胰5具（细切）。

上述9味，捣细末为散，与猪胰相合，捣均匀。用时与少量水相合，洗手部及全身，有香身护肤、润燥的作用（麝香价昂，可以不用）。

这个古老的方子直到今天还为人们所广泛应用，其具有的非凡效果也是显而易见的。如果想让自己的皮肤持续水嫩不干燥，不妨试试这个方法。

如果嫌上面这个方子所需要的原料太多，操作起来比较复杂，那么下面这个比较简单的方法可能更加适合现代女性。

2. 护肤美容方

取绿豆、百合、冰片各10克，滑石、白附子、白芷、白檀香、松香各30克，将以上这些原料研成细末放入洗澡水中，进行温浴。

坚持使用这种特殊的洗澡水进行温浴，便可以令容颜和体肤都保持水润细腻的状态，甚至连人的精神也会跟着变得好起来。

-------------- ✤ **董老师在线答疑录** ✤ --------------

网友问题：我在洗澡后总是感觉皮肤干、发痒，怎么办？

董老师解答：可以自己制作芦荟水擦一擦，方法是：先用水将芦荟的叶子洗净，再将两边刺除掉，将其放入两层纱布中拧出汁液，将拧出的芦荟汁液倒入瓶中，放入冰箱保存。每次使用时只需将芦荟液2～3滴倒在手心，再用数倍的水稀释，然后就可直接涂在皮肤上。分早晚各1次涂抹在皮肤上。也可在使用时加入1粒维生素E，润肤效果更佳。

不过，在使用芦荟水之前，你要先进行过敏试验，具体方法是：切下3厘米长的芦荟，去皮，然后将芦荟的果冻状部分取下，放在臂膀的内侧，贴上纱布和油纸，最后用胶布固定。第二天早上再取下纱布和油纸，观察臂膀内侧情况，若无红肿和发痒现象，则说明无过敏反应；如有红肿或发痒现象，则最好不要使用。

健康小贴士

《本草纲目》中说："药补不如食补，食补不如水补。"想拥有像婴儿般细滑水嫩的肌肤，就要正确地为身体补水。一般来说，人体一天需要8杯水。

每天起床后，先空腹喝一杯水，过十几分钟再吃早饭，这是第一杯水。中医讲究早咸晚甜，如果你的早饭不是咸味的食物，那么建议你喝第一杯水时，适当放点盐。

在早上9、10点左右喝一杯水，在中饭前半小时再喝一杯水，有助于润肠。这是上午3杯水的喝法。

下午时间较长，可以在1～2点喝一杯水，3～4点喝一杯水，然后在晚饭前半小时喝一杯水。这样就喝完了6杯水。

晚上在7～8点再喝一杯水，然后在睡前半小时再喝一杯蜂蜜水。这样一天8杯水就喝完了。

此外，在所有水中，开水是最好的，在喝的时候应该一口气将一整杯水（200～250毫升）喝完，这样才可被身体真正吸收、利用。

和地心引力作战，拒绝肌肤松弛

观察皮肤时，除了能从皱纹上看出年龄，肌肤的松弛度也是年龄的泄密者之一。做完下面这个小测试，就可以检测肌肤的紧致程度。

方法：早晨起床洁面后取一面小镜子观察自己的脸，分别从以下3个角度。

（1）抬头举起镜子观察面部容貌。

（2）低头镜中观察面部容貌。

（3）平视镜中容貌。

如果你在（1）中的样子明显比（3）中的皮肤紧致许多，而（2）中的样子则与（3）相差不多的话，说明你已经有了明显的肌肤松弛现象。而如果（1）、（2）、（3）中的皮肤状态相差都比较小，则说明皮肤的紧致度较好。

此外，毛孔增大也是肌肤松弛的征兆。为什么这么说呢？因为随着年龄的增长，皮肤血液循环开始变慢，皮下组织脂肪层也开始变得松弛而欠缺弹性，从而导致毛孔之间的张力减小，使得毛孔粗大。当女性过了25岁，发现自己的毛孔越来越明显的时候，就要警惕肌肤的松弛问题了。

在日常生活中，不妨多摄取含抗氧化物的蔬果，如胡萝卜、西红柿、葡萄等。葡萄是一种抗衰老的水果，《本草纲目》中称葡萄"久食，轻身不老延年"。可见，葡萄是一种抗衰佳品。这里介绍一道圆白菜葡萄汁。将圆白菜和葡萄洗净后放入榨汁机内榨汁，记住葡萄最好能带皮，然后在其中加几滴柠檬汁即可饮用。经常饮用，可以润泽肌肤，增加肌肤弹性，起到抗衰老的作用。

当然，肌肤松弛不仅仅是脸上的问题，全身的肌肤都有这些症状。所以，关注了脸的女性也别忘了呵护身体其他部位的肌肤。可以考虑全身泡澡的方式，用生姜、米酒以及醋煮开后，加进洗澡水中，身体洗净后入内浸泡。不要让水漫过心脏，每泡5分钟要起来休息一下，每回泡30分钟，每星期泡1次即可。这种泡澡方式有紧肤、减肥和美白功效。

缓解肌肤松弛问题就要和地心引力作战，千万别等到无法挽回时才动手，越早预防，你的青春会驻留越久。

----------------------------- ❋**董老师在线答疑录**❋ -----------------------------

网友问题：夏天皮肤晒伤，什么有办法解决吗？

董老师解答：可以先用西瓜皮中的白瓤轻轻地摩擦晒伤部位10分钟，然后去了外皮的西瓜皮用汤匙在瓷碗里捣碎，取汁，将薄毛巾或化妆棉浸入汁液中，随后取出敷在晒伤部位，大约20分钟后取下薄毛巾或化妆棉，用冷水将晒伤部位冲洗干净就可以了。

颈部——最危险的年龄泄密者

颈部支撑着整个头部的重量，又经常暴露在外面，是最需要保养的部位，但是很多女性疏于保养颈部，平时洗脸只洗面部而不洗颈部，涂化妆品也是只涂面部不顾颈部，这是不可取的。"要想知道女人的年龄，只需看她有多少条颈纹！"颈部是最容易泄露女人年龄的一个重要部位，看女人颈部上的皱纹有几圈，就能推算出她的年龄。所以，做好颈部保养吧，让它只彰显魅力，不泄露年龄！

橄榄油具有祛皱功效，适合全身涂抹。洗澡时，将少许橄榄油涂于颈部，然后轻轻按摩，5分钟后冲洗干净即可。影星奥黛丽·赫本喜欢把6~8滴的檀香精油、天竺葵精油，滴于10毫升甜杏仁油中，在秋冬干燥的季节，每天或隔天涂抹这种混合精油并按摩颈部，以保持颈部滋润和弹性，减少褶皱。如果你渴望拥有奥黛丽·赫本天使般的脸、高挑的身材、皇室贵族的优雅仪态，为什么不学学她的美容护肤方法呢？

"我也很注重颈部保养，为什么脖子上的皮肤还是这么粗糙？"你也许会有这样的疑问。造成差异的根源在于角质。你会定期去除脸部死皮，那脖子呢，你同等对待了吗？颈部也是需要去角质的。将燕麦磨成粉，加蜂蜜、水搅拌成糊状涂于颈部，以螺旋的方式由下往上按摩，10分钟后以清水洗净，每周1次，坚持下去你就会发现暗沉的颈部肌肤渐渐有了光泽！燕麦在《本草纲目》中又称雀麦，是一种古老而又具有神奇功效的作物，它富含蛋白质、氨基酸以及多种微量元素，是养颜的佳品。所以，保养颈部可以试试燕麦。

❋ **董老师在线答疑录** ❋

网友问题：董老师，您曾经讲过延缓颈部皮肤松弛的运动方法，能详细介绍一下吗？

董老师解答：这个方法包括3个部分，每天坚持：第一，头由左至右旋转运动50次，动作宜轻柔，以免扭伤颈部。第二，起床后或睡前做头左右侧屈、前后俯仰各36次。第三，将小毛巾叠成4层蘸上冷水，轻轻挤出水，然后用右手揪住小毛巾角，用力拍打右下巴颏儿和右脸下部，拍打10~15次，再换左手持小毛巾拍打左脸下部和左下巴颏儿。

靓背演绎的完美风情

明星们一向是服饰潮流的先行者，章子怡、范冰冰、莫文蔚等明星的露背装风情万种，让很多女孩羡慕不已。而作为一种潮流，露背装悄悄蔓延开来，大胆的你也可以尝试这样的性感装扮！

不过，穿露背装的明星，哪个不是背部肌肤如丝绸般光滑细腻，想穿露背装的你是否也有完美的背部呢？

背部的美容有两个关键：去斑点、粉刺和去除角质。

背部肌肤几乎是全身最厚的部分，也正因为如此，背部的循环代谢能力通常较弱，脂肪及废物亦比较容易堆积在背部而形成斑点、粉刺。想要拥有完美的背部肤质，可利用深层洁肤品来清除毛孔中的脏污。另外，若担心洁肤品会使毛孔变粗的话，可在使用洁肤品后再涂抹芦荟汁。芦荟具有消炎杀菌、保湿、收敛毛孔的功效，在深层清洁背部后涂抹芦荟汁，可以收缩毛孔。

另外，后背的肌肤上分布着许多皮脂腺，天气闷热时就会出现皮脂腺分泌过剩的情况，进而堵塞毛孔，造成毛孔粗大，形成青春痘或暗疮。要避免这种情况，就要经常去角质。和脸部、颈部不同，去除背部角质我们

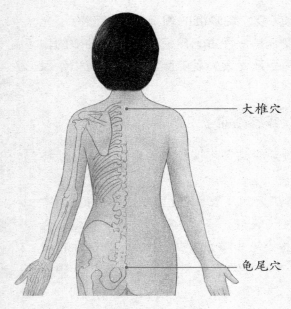

大椎穴

龟尾穴

图5-3-1

最好用颗粒状的食盐：将食盐和蜂蜜调在一起，然后让家人帮你涂在背上并轻轻按摩一两分钟，接着冲洗干净即可。用食盐去除背部角质只需每月做1次，就可抑制油脂分泌过盛，使肌肤变得清爽洁净。

中医很注重后背的养生，因为后背为阳，太阳寒水主之。很容易受寒。古语有"背者胸中之腑"的说法，这里的腑就是指阳，所以女性朋友们在生活中要注意后背的养生，睡觉时披好后背处的被子，尤其是有更年期潮热症状的女性。此外，捏脊是很好的后背养生法：取俯卧位，拇指、中指和示指指腹捏起脊柱上面的皮肤，轻轻提起，从龟尾穴开始，边捻动边向上走，至大椎穴止（如图5-3-1）。从下向上做，单方向进行，一般捏3~5遍，以皮肤微微发红为度。居家时，可以让爱人帮你完成，既巩固两人之间的感情，又可保健。

❋ 董老师在线答疑录 ❋

网友问题：董老师，我有肩背疼痛的毛病，有什么缓解方法吗？

董老师解答：可以试试按摩的方法，首先用左手的示指、中指、无名指的指腹，在患处探索出压痛点，当摸到颈部或肩膀上有索条样的硬痛肌肉时，再横着用力拨动，使硬痛的肌肉变得松软，再转头找出新的痛点，再用原来的方法拨动，按照这样的手法反复按摩，直到疼痛消除为止。

健康小贴士

女人进入更年期，大部分都已经当奶奶了，这里要提醒大家的是，孙子、孙女的后背是不可以轻易打的。也许是小宝宝顽皮不听话，也可能是因为他哭闹不止，耐不住性子的你可能会对着孩子的后背打两下。以后不要这样做了，因为五脏的很多经脉都集中在后背上，人的后背有许多成对的神经，打这里会直接影响包括心脏在内的很多脏腑神经。

让双手如玉之润，似绸之柔

手是女人的第二张脸，拥有一双美丽的手，对女性来说是相当重要的。尤其是初次见面与人握手时，如果自己的双手非常漂亮，不但可以显现出魅力，还能给对方以美的享受。所以，我们要注意手部保养，让双手如玉之润，似绸之柔。

羊乳自古就被视为极佳的营养补品，现代医学研究证明它还是美容的佳品。《本草纲目》说羊乳可益五脏、补老损、养心肺、利皮肤，所以，女性朋友可以多喝些羊奶。另外，《本草纲目》里说牛奶有"返老还童"之功效。我们可以在喝完牛奶或酸奶后，将附着在包装盒里的奶抹到手上，约15分钟后用温水洗净双手，这时你会发现双手嫩滑无比。另外，还可以取鸡蛋清，加入适量牛奶、蜂蜜调和均匀后敷在手上，15分钟左右洗净双手，再抹护手霜。每星期做1次，有祛皱、美白的功效。

此外，坚持用淘米水洗手，也可收到意想不到的效果。煮饭时将淘米水贮存起来，临睡前用淘米水浸泡双手几分钟，再用温水洗净、擦干，涂上护手霜即可。

如果你想让自己的手变得柔嫩秀美，还可以这样做：用温肥皂水洗手，擦干后浸入温热盐水中约5分钟，擦干后再浸入温热的橄榄油中，慢揉5分钟，再用肥皂水洗净，接着再涂上榛子油或熟猪油。过10～12小时后，双手会变得柔软细嫩。

老人们有个很好的手部锻炼方法——揉核桃，就是把两个核桃放在手心里，揉来揉去，这种方法可以很好地活动每根手指。多活动手指不仅可以起到护手的作用，还可以缓解疲劳，减少以后患老年痴呆症的概率。上班等车、坐车之际，你也可以取两个核桃或者乒乓球练习。

健康小贴士

在我们的手心有个很重要的穴位——劳宫穴。这个穴位很好找，把手自然握拳，你的中指所停留的那个地方就是劳宫穴的所在。劳宫穴是人体气机中最敏感的穴位，如果在一些场合觉得紧张、手心出汗、心跳加快、呼吸困难，这时你不妨按按左手的劳宫穴，它可以帮你找回从容自信的感觉。

与揉核桃有异曲同工之妙的是十指相敲法，就是让双手的手指相对，互相敲击。这种方法能锻炼手指上的井穴，既锻炼了手的灵活性，也养了肝气，对养生十分有好处。手脚冰凉的女人一定要经常十指相敲，这样，血脉可以通到四肢末梢。

----------------- ❋ **董老师在线答疑录** ❋ -----------------

网友问题：董老师，有没有根治灰指甲的办法？

董老师解答：有的。取100克大蒜瓣，20克花椒，500毫升陈醋。先将大蒜瓣剥皮捣烂，然后和花椒一起放入玻璃瓶中，并且倒入陈醋，浸泡3～4天就制成了花椒蒜醋液。每天晚上先将指甲在热水中浸泡十多分钟，再用剪刀将软化的患甲剪薄，并将患病的指甲放入花椒蒜醋液中浸泡15分钟，最后用棉花蘸花椒蒜醋液包裹住患病的指甲。第二天晚上再泡手时更换，以1个月为1个疗程。

关节死角不护理，美丽要"打折"

因为自己看不见，对肘关节就很少关注，缺乏保养。我是不是说到你的"要害"了呢？关节处的皮肤是不少女性的美丽"死角"，粗糙的关节与柔滑的玉臂显得格格不入，要改变这一状况，就从现在起开始护理它吧。

改善关节粗糙的办法很简单，就是去角质。如果是刚刚开始，可以天天抹。在这里我要强调的是，身体用的磨砂膏跟脸部用的是不同的，最大的不同就是脸部用的磨砂膏颗粒是圆的，而身体用的则是不规则的，因为身体需要去死皮功能更强的磨砂膏。

超市一般就可以买到去角质的磨砂产品，购买时不妨选择含薰衣草精华的产品，因为薰衣草有很好的消炎功效，也有一定的美白和促进细胞再生的作用。

其实在熬燕麦粥的时候，留下一点，加一小勺橄榄油，就是最好的去角质霜了。油性皮肤的女性在使用时可以加一点牛奶。燕麦的小颗粒可以很温和地按摩皮肤，所以平时用来做按摩也可以。如果你不太喜欢这个方法，也可以将晒干的橘子皮磨成粉，加入盐及橄榄油拌匀后，抹在身体有厚皮的部分，如脚跟、胳膊肘等，打圈按摩5分钟，再用清水洗干净便可将死皮去除了。

《本草纲目》中有"米白贵如油"的记载，这里的"米白"就是大米粥汁。熬粥后上面浮着的那一层"粥油"营养价值非常高，千万不可扔掉。撇去粥油，下面的米粥汁可以与蛋黄一起制成面膜。中医认为，蛋黄具有清热润肤、消炎止痛、收敛生肌的作用。米粥蛋黄嫩肤面膜适用于身体的各个部位。制作方法如下：取米粥适量，加少许蜂蜜，调拌均匀后加蛋黄一个，调匀后涂于脸部。15～20分钟后，用毛巾蘸凉水冷敷片刻，冲洗干净即可。

一个女人的美不仅在脸部，还应该美在细枝末节上。如果你是一个爱美的女性，一个要求完美的女性，那么就多关注一下肘关节部位吧。

❋ 董老师在线答疑录 ❋

网友问题：董老师，最近一段时间，我连做饭、打扫房间之类的家务活也做不了了，因为手臂稍微一用力或者变换姿势，肘关节就会疼痛难忍，尤其是屈伸时候疼得更厉害，有时候手腕都会跟着一起疼。这是怎么回事？

董老师解答：这个现象俗称"网球肘"，可以用推筋手法来缓解，具体做法为：在肘关节找到压痛点，将手掌放在与压痛点相距3厘米的前臂上，向下压，注意是用掌根发力，之后从肘关节向腕关节的方向推，每次推压3～5秒，本次推压完成之后停下来休息2秒，接着重复先前的动作，连续推5次即可。

千万不要忽略那一"膝"之地

说到肘关节，你是不是也想到了膝关节呢？膝盖是美腿的黄金点，如果你的膝部由于脂肪积聚或赘肉过多而显得浑圆臃肿，破坏了美腿的线条，就会被称为"馒头膝部"。要知道，女人在穿短裙短裤时，最引人注目的地方就是膝盖部位，特别是膝盖上部松弛的肌肉更显眼。如果这里有多余的脂肪，会使腿部显得又短又粗。而对于"象腿"美女来说，既缺少了骨感，又堆积着大量脂肪的膝盖更无美丽可言。

综上所述，膝盖的美容养护也不可忽视。

1. 去角质

将膝盖洗净，涂抹上去角质品（直接从超市购买，或用上节我提到的橄榄燕麦按摩膏），然后顺着同一方向，像画圆圈一样仔细摩擦整个膝盖部位。需要注意的是，膝盖部位是很容易水肿或出现松弛现象的，一旦水肿或出现松弛会让本来就粗壮的腿部看起来更粗壮，因此要每天早晚用佛手柑精油或迷迭香精油按摩膝盖四周约20分钟，1周以后就可改善膝盖四周皮肤松弛的现象。

2. 膝盖按摩

每次洗完澡后，你可以用双手均匀涂些乳液，搓揉到温热。然后以指腹的力量由下往上在膝盖上画小圈，最后用手掌包住膝盖按压。

3. 消除膝部赘肉的运动

膝部脂肪积聚或赘肉过多的女性可以多参加活动膝部的运动，如慢跑、健身操、跳高、跳远、游泳等，并在运动过程中有意加力，加速膝部聚积脂肪的消耗，使膝部周围的赘肉变得结实。

4. 手心捂膝盖

要养护膝盖，手心捂膝盖是最简单的方法。因为手心的劳宫穴是人体的火穴，而膝盖容易受寒凉，所以没事时，比如读书或看电视、聊天时都可用手握揉膝盖，以促进局部血液循环，增加皮肤所需的营养，从而逐渐改善其生理功能和光泽度。不过，要长期坚持才会有效。

---------------------------- ✳ **董老师在线答疑录** ✳ ----------------------------

网友问题： 董老师，我最近关节肿大疼痛，而且还有转移，反复发作，这是怎么回事，该怎么处理？

董老师解答： 这是急性风湿性关节炎的表现，有一个验方可以试试，叫芒硝五味子膏。该方每剂需要的药材分别为芒硝30克、五味子30克、砂糖30克，把以上材料研磨成细末，再用生姜汁调和成半碗，之后加入烧酒少许，最后拌匀，直接涂抹在患处即可。

第四章
关爱乳房，找回抬头挺胸的自信

像梳头一样梳乳，乳房健康又漂亮

　　长久以来，乳房都被当作女性美的代言。人们往往只关注它的大小形状是否美观，却忽视了它的健康。乳房是脆弱的，生活中不经意的一些细节都可能影响到乳房的健康。比如，有些女性习惯佩戴具有装饰效果的文胸，结果胸形可能好看了，但乳腺炎也出来了；有些女性睡觉时总是偏于一侧，这可能会加重女性乳房不对称现象；在乳房发育阶段，如果女性进行药物减肥，就会造成内分泌紊乱，影响乳房的发育。总之，女性朋友平时应该了解一些乳房保健的方法，这样才能让乳房真正成为你的美丽代言。

　　对于女性乳房的保健，中医有一套神奇的梳乳法，这里给大家简单介绍一下。梳乳法指的是用木梳对乳房进行梳理，从而防治乳房疾病的一种养生方法。使用木梳对乳房进行梳理，能够刺激乳房表面的皮肤，促进局部的血液循环。若在使用药物治疗乳腺疾病期间，这样做还可以增加乳房内乳腺组织、结缔组织以及腺管等对药物的吸收，通过直接作用于腺管等组织，还可以令其产生应激性改变，从而改善症状，起到治疗乳腺肿块的作用。

　　在进行梳乳的时候，最好使用黄杨木制作的木梳，胶木次之。如果实在找不到木梳，也可以用手指代替。

　　在对乳房进行梳治的时候，患者要保持正坐，先用手将乳房轻轻托起，再用木梳在患处轻轻地梳治，每次梳10~15分钟，每日进行1~2次。还可以进行一套分步骤的动作，先用手牵拉乳头，轻轻向上抖动，每次抖动50~100下，频率宜稍快，以每分钟100下为宜；然后再用烤热的木梳对乳房硬结处按压，以感觉到患处发紧发胀为宜。每日按压3次。

需要注意的是，在梳乳时，应该顺着乳腺管分布的方向，由乳头梳向外侧，而不可以逆梳；在梳乳前，用麦芽、芒硝煎液外洗乳房，对乳腺炎、乳房结块的治疗效果会更好。

如果觉得梳乳麻烦，不容易坚持，还可以使用按摩法。

取坐位或仰卧位，用左手掌在胸部从左上向右下进行推摩，右手从右上向左下进行推摩，双手交叉进行，共推摩30次。然后，双手同时揉乳房，正反方向各揉30圈，接着左右与上下各揉按30次。接下来还可以做抓放乳头的动作：两小臂交叉，右手扶左侧乳头，左手扶右侧乳头，然后用手指抓放乳头，一抓一放为1次，可连续做30次。这样胸部按摩的过程便算是全部完成了。这套动作非常有利于振奋阳气，促进气血运行，增强心肺功能。

--------------------- ❋ 董老师在线答疑录 ❋ ---------------------

网友问题： 我听人说女性每天戴文胸的时间若超过12小时，乳腺癌的诱发率可以高达75%，那是不是不穿文胸更健康呢？

董老师解答： 其实并非如此，文胸不仅有助于保持胸部美观，防止乳房下垂，而且还能对乳房提供保护，防止外力擦伤和对乳房的直接碰撞。因此，只能说不能长时间穿着文胸，不能睡觉也穿着文胸，但平时工作或者外出还是要穿的。

每天举一举矿泉水瓶，矫正下垂的乳房

女性除了希望保持自己的容颜青春永驻之外，还希望保持自己的身材始终健美，尤其是挺拔的胸部。但是，随着岁月的流逝，挺拔的胸部往往会慢慢下垂，让很多女性伤透了脑筋。其实，乳房下垂是一种正常的生理现象，只要平时注意对乳房的保养就可以减缓乳房下垂的速度。

郭女士今年已经47岁了，但是她的外形比她的实际年龄年轻。郭女士不但脸上几乎看不到皱纹，就连身材也保持得很好，依然很苗条。郭女士的朋友们和邻居们经常向她打听保持美丽的秘诀，她也毫无保留地告诉她们，久而久之就成立了以郭女士为首的"美容小组"，专门讨论和总结美

丽的小秘方，帮助那些想要保持美丽的女性们。

有一日，"美容小组"探讨起胸部下垂的问题。所有人都知道，胸部下垂会随着年龄的增长而加剧的，是无法改变的事实。但是，郭女士就有很好的方法来延迟胸部下垂的发生。方法不止一个，但道理都是一样的。女性乳房之所以会下垂就是因为纤维组织的弹性降低，变得松弛。所以，要想不让乳房下垂，只要保持乳房纤维组织的弹性就可以了。

为了防止胸部下垂，郭女士会经常做些运动，但她做的运动不是在户外而是在室内。每天晚上9点多，郭女士都会平躺在家中的地板上或床上，两只手各拿一个装满水的矿泉水瓶，每个约盛水500毫升，伸直手臂，将水瓶举于前胸的正上方，坚持5秒钟后放下，稍做休息后再重新举起，一开始做这个运动时可以每天做10下，坚持几天后逐渐增加，争取每天增加一下，最后要保证每天至少做50下。这个运动主要是锻炼胸部肌肉，胸部肌肉发达了就可以防止乳房下垂，保持它的挺拔。

除了举矿泉水瓶，郭女士还经常做单杠运动，这个运动也是在家里完成的。郭女士主要是运用家里的门梁来进行拉单杠运动，同样也是一开始时每天做几下，渐渐加量至每天10下以上，具体次数可以根据个人体力来定。拉单杠时，应先试验一下门梁是否够结实，以免出现意外。拉单杠延缓胸部下垂的原理和举矿泉水瓶的原理是一样的。

除了郭女士提供的这两个方法外，其他组员也提供了很多方法，都是非常有效的。比如食疗方法，女性多食用含胶原蛋白、蛋白质和脂肪多的食物有助于防止乳房下垂，猪蹄就是一个不错的选择。也有人说睡觉姿势不对会使乳房下垂，所以平时要保持正确的睡姿，尽量不要趴着睡觉。还有人建议经常按摩乳房，这也可以改善乳房下垂的状况。

"美容小组"的组员们根据各人的不同需求选择了适合自己的方法进行锻炼，坚持了一段时间之后，小组里关于胸部下垂的问题越来越少，组员们的年龄虽然都在增加，身材却保持得越来越好。

❈ 董老师在线答疑录 ❈

网友问题： 自从进入更年期之后，我的乳房就变得松松垮垮的了，有什么办法能够让它们恢复弹性吗？

董老师解答： 恢复乳房弹性和紧致度最有效的办法就是按摩：将双手四指并拢，然后放在对侧乳房上，以乳头为中心，顺时针由乳房外缘向内侧画圈。两侧乳房各做10次，可以促进局部的血液循环，增加乳房的营养供给。你还可以在沐浴的时候交替用冷热水冲击胸部，这样可加快血液循环，也能使得乳房更加有弹性。

红糖花生豆浆，补气血可丰乳

现在豆浆已经成为非常流行的饮品，不仅因为它味道鲜美，更因为它具有很好的保健功效。豆浆起源于中国，《延年秘录》上记载豆浆具有"长肌肤，益颜色，填骨髓，加气力，补虚能食"的价值。中医理论认为，豆浆性平，味甘，能够滋阴润燥。对女性来说，豆浆可以丰胸美容、预防妇科癌症，对改善女性的健康有很重要的作用。所以，有人将豆浆誉为"女人最完美的食物"。

郝女士平时就有喝豆浆的习惯，并且还根据营养学创制了许多不同功效和口味的豆浆。在养生豆浆的"推广"方面，郝女士对朋友们是有求必应，只要有人需要什么功效或者是什么口味的豆浆，她都会无偿提供，若是她没有现成的，她还会想办法配制出来。

有一天，郝女士的一位朋友带着自己的侄女来她家串门，几个人聊起了丰胸的话题。原来郝女士那位朋友的侄女，由于身材偏瘦，胸部也就显得不是很丰满。可是现在已经出落成大姑娘，丰胸就成了头等大事。关于丰胸，郝女士早有准备，很多年前她就配制出了很多丰胸豆浆，其中一种制作起来十分简便，尤其适合上班族。

要做这道丰胸豆浆，需要准备20克生花生、200毫升豆浆和10克红糖。先将花生洗净磨成浆，再将豆浆与花生浆混合，最后加入红糖煮化搅匀就可以喝了。想要更简便一点儿，也可以直接将花生和黄豆放入豆浆机中进行制作，花生豆浆制成后加入红糖就可以了。以15天为1个疗程，可根据自身的情况选择服用疗程的长短。豆浆和花生、红糖搭配可以起到补充气血的功效，从而使乳房丰满。

其实无论哪一种豆浆都对女性的胸部有一定的保健作用。这是因为豆浆含有丰富的营养，富含人体所需优质植物蛋白、8种必需氨基酸、多种维生素以及微量元素，并且不含胆固醇。除此之外，豆浆中还含有丰富的不饱和脂肪酸、大豆皂苷、异黄酮、卵磷脂等几十种对女性胸部丰满及健康有益的物质。

豆浆中所含的优质植物蛋白质，能够维持营养供给，保证乳房的健康。豆浆的大豆蛋白中含有人体必需的8种氨基酸并且配比均衡，非常适合胸部发育的营养需要。大豆的食用方式会决定胸部对蛋白质的吸收多少。例如，干炒大豆的蛋白消化率不超过50%，煮大豆的蛋白消化率为65%，而制成豆浆的蛋白消化率则高达95%左右。因此，每天喝一杯豆浆非常有利于乳房摄取优质蛋白。

乳房内腺体组织周围的脂肪是决定胸部大小的因素之一。豆浆中所含的脂肪酸和亚硫酸，有利于将脂肪吸入并集中到胸部，同时还可增强胸部血管的弹性，有利于血液循环，促进胸部的代谢功能，被认为是丰胸的催化元素。

豆浆中含有一种叫作异黄酮的物质，它的结构和雌激素非常相似，是一种具有雌激素活性的植物雌激素。异黄酮可以有效地促进血液循环，使乳腺叶胀大、脂肪集中，进而起到丰胸作用。

豆浆中含有多种维生素，其中以维生素B_1、维生素E、维生素B_3最多。这些物质对维护胸部的健康与健美有着重要的作用，还能有效地预防乳腺疾病的发生。

豆浆对女性身体健康非常有益，无论是想要丰胸还是想要保持青春的女性都可以通过喝豆浆来达到自己的目的。另外需要提醒一下广大女性朋友们，豆浆一定要喝新鲜的，并且要趁热喝。

❋ 董老师在线答疑录 ❋

网友问题： 董老师，听人说吃木瓜能丰胸，有没有道理呢？

董老师解答： 木瓜中独有的木瓜酵素使它成为第一丰胸佳果，因为木瓜酵素能刺激雌激素分泌，这种酵素近似于人体的生长激素，有助于丰胸。木瓜虽然有很好的丰胸作用，但也需要正确的吃法才能够发挥作用，这里推荐一个食疗方：准备150克鲜木瓜，250克带鱼，10克酱油，5克姜粒，3克葱花，3克食醋。具体做法是：先将鲜木瓜洗净切片，再将带鱼去除内脏，但不要刮去鱼身表面的银白色物质，切成块，将带鱼块和木瓜一同放入锅中煮，最后将酱油、醋、葱花、姜粒等调味料放入汤中。这道带鱼木瓜汤要每天食用1次，连续食用半个月方可见效。

女人乳房的救护天使——肝经

目前，乳腺疾病已经成为女性朋友的头号杀手，尤其是乳腺癌严重威胁着现代女性的生命。据资料统计，乳腺癌的发病率占全身各种恶性肿瘤的7%～10%。老版《红楼梦》的扮演者陈晓旭女士，就是由于患乳腺癌，于2007年去世的，年仅42岁。近年来，由于各方积极报道、宣传，广大女性对乳腺癌的关注度增加，但同时也形成了一些心理压力，好像只要有肿块就是乳腺癌。其实，大多数乳房肿块并非癌变。一般，乳腺癌的肿块会有这样的特质：不规则，呈圆形或长圆形，边界不清楚，质地硬，多见于乳房外上方。另外，乳房隐痛、刺痛，呈渐进性加重，并牵涉到肩背部，也可能是乳腺癌的征兆。

从临床上来看，女性患乳腺炎和乳腺增生的概率要远远高于乳腺癌，但如果这种病症处理不好，就有可能引起癌变。事实上，无论是乳腺炎、乳腺增生，还是癌变，凡是乳腺疾病，从中医的角度看都是肝经惹的祸。肝经经过乳房，情绪不好，肝气郁结，气不通畅，影响乳腺，各种乳腺病就发生了。因此，治疗乳腺疾病首先要疏通肝经，让心情好起来。下面分别介绍一下乳腺炎和乳腺增生的经络疗法。

1. 患了乳腺炎，用膻中穴和太冲穴来治

做妈妈是女人一生莫大的幸福，但也经常会面临这样的情况：给宝宝喂奶一个月左右，乳头就开始皲裂、胀痛，一喂奶就感觉特别疼，严重时一碰就会有胀疼感。这就是乳腺炎的症状，一般以初产妇较多见，发病多在产后3～4周。如不及时处理，容易发展为蜂窝组织炎、化脓性乳腺炎。

所以，如果产妇不小心得了乳腺炎，一定要及时采用按摩和辅助疗法进行治疗，防止恶化。

具体操作方法：坚持每天下午3～5点按揉膻中穴和太冲穴（如图5-4-1、如5-4-2）3～5分钟，然后捏拿乳房。用右

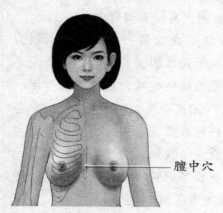

膻中穴

图5-4-1

手五指着力，抓起患侧乳房，一抓一松揉捏，反复10～15次，重点放在有硬块的地方，坚持下去，就能使肿块柔软。

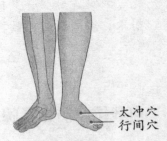

图5-4-2

按摩之外，还有热敷疗法，即将仙人掌或者六神丸捣碎加热后外敷5分钟。

女性朋友还要常备逍遥丸，感到乳房胀痛时，吃上一袋。平时用橘核或者玫瑰花泡水喝，也可以疏肝理气。

此外，哺乳时期的妈妈们要穿棉质内衣，因为尼龙化纤材料的内衣掉下的微小线头非常容易钻到乳头中去，从而引起炎症。

2.按压膻中穴和行间穴，可有效防止乳腺增生

乳腺增生在成年女性中极为常见，多见于25～45岁女性，其本质是一种生理增生与复旧不全造成的乳腺正常结构的紊乱，症状是双侧乳房同时或相继出现肿块，经前肿痛加重，经后减轻。在我国，囊性改变少见，多以腺体增生为主，故多称乳腺增生症。

很多患了乳腺增生的女性非常紧张，生怕引发乳腺癌。其实，大可不必这么紧张，由乳腺增生演变成癌症的概率很小，只要注意调整自己的情绪，舒缓压力，再配合一些按摩治疗，乳腺增生是不会威胁健康的。

具体操作方法：月经前7天开始，每天用手指按压两侧行间穴（如图5-4-2）2分钟，或者从行间向太冲推，临睡前按揉膻中（如图5-4-2）2分钟，或者沿着前正中线从下向上推，月经来后停止。长期坚持可以解除乳房胀痛，防止乳腺增生。

防止乳腺增生除了按摩预防之外，还要注意改变生活中的一些环境行为因素，从根本上防止乳腺增生的进一步发展。如调整生活节奏，减轻各种压力，改善心理状态；注意养成低脂饮食、不吸烟、不喝酒、多活动等良好的生活习惯；注意防止乳房部的外伤，等等。

❋ 董老师在线答疑录 ❋

网友问题：董老师，我记得您介绍过一种用黄菊花治疗乳腺炎的方法，我试过以后很有效，但后来给忘了，现在我亲戚患了乳腺炎，您能再介绍一下吗？

董老师解答：好的。这个方法是这样的，准备黄菊花、蚤休、金银

花、大黄、丹参、夏枯草和路路通，各药等份混合即可。将这些药材研成粉末，用醋调匀，敷在患处，再用纱布覆盖并固定就可以了，要求每天敷3次。

自我按摩防止乳腺增生

上一节我们提到了乳腺增生，这是现代女性的常见病，但没有必要谈即色变，乳腺增生并不一定引发癌症。

造成乳腺增生的原因非常复杂，专家们的看法到目前为止也不完全一致，但有两个因素是大家都比较认同的。一个是内分泌紊乱，如果女性体内卵巢分泌的激素量不太正常，就容易出现乳腺增生。内分泌紊乱的表现还有月经量过多或过少、经期不准确，等等。

另外一个重要因素就是精神因素。现代女性工作和生活的压力都很大，一些女性因而出现由精神因素引发的内分泌失调、自主神经紊乱、睡不好觉、脾气暴躁等问题，这些都会对乳腺产生不良影响。另外，现在人们的饮食好了，高血压、高血糖病的发病率不断上升，这也容易使女性出现内分泌失调，雌激素水平和腺体结构都出现一定程度的紊乱。

经临床数据显示，自我按摩可以预防乳腺增生，下面就给大家介绍几种比较有效的按摩方法。

1. 推抚法：取坐位或侧卧位，充分暴露胸部。先在乳房上撒些滑石粉或涂上少许液状石蜡，然后双手全掌由乳房四周沿乳腺管轻轻向乳头方向推抚50～100次。

健康小贴士

乳腺增生对人体最大的危害莫过于心理方面的损害，因缺乏对此病的正确认识，导致过度紧张、忧虑、悲伤，造成神经衰弱，进而加重内分泌失调，促使增生症加重。故女性朋友们应避免各种不良的心理刺激，心理承受力差的人更应注意少生气，保持情绪稳定，开朗的心情有利于早日康复。

2. 揉压法：以手掌上的小鱼际或大鱼际着力于患部，在红肿胀痛处施以轻揉手法，有硬块的地方反复揉压数次，直至肿块柔软为止。

3. 揉、捏、拿法：以右手五指着力，抓起患侧乳房部，施以揉捏手法，一抓一松，反复10～15次。左手轻轻将乳头揪动数次，以扩张乳头部的输乳管。

4. 振荡法：以右手小鱼际部着力，从乳房肿结处，沿乳根向乳头方向做高速振荡推擦，反复3～5次。局部出现有微热感时，效果更佳。

❋ 董老师在线答疑录 ❋

网友问题： 防治乳腺增生，在饮食上有什么要求吗？

董老师解答： 为预防乳腺增生，需要改善酸性体质，多吃碱性食物，如多吃蔬菜、水果，多吃粗粮，如黑豆、黄豆，多吃核桃、黑芝麻、黑木耳、蘑菇等。少吃动物脂肪，也不宜过多进食补品，少吃带有激素的药品。

拒绝乳腺癌，让健康为魅力添彩

乳房是女性非常重要的部位，更年期之后，患乳腺癌的概率也会增加，严重危害女性健康。因其处于体表，如果平时留心，勤于检查，乳腺癌易于早期发现。乳腺癌的早期治愈率可达80%～90%。因此，更年期的女性一定要关注乳房健康。

乳房处于体表，检查起来其实非常方便，只要掌握检查方法，自己在家里就可以进行简便的乳房自查。

1. 目测

脱去上衣，在穿衣镜前观看两侧乳房是否对称，皮肤是否光泽，色泽是否正常，有无静脉扩张和水肿。之后双臂上举，观看两侧乳房是否在同一水平线上，乳晕的颜色是否一样，皮肤有无凹陷，有没有橘皮样改变，乳头皮肤有无脱落或糜烂，乳头有无提高或回缩现象。接着弯腰，使双乳略下垂，观看双侧乳房是否对称。最后，双手掐腰，使胸大肌收缩，观看双乳形态是否正常。

2. 触诊

平躺在床上，手臂上伸，肩部用枕头垫高，用对侧手指的扁平部触摸乳房，手指要并拢伸开，手掌手指成一平面，触摸乳房（不可掐捏），由下到上，由内到外看有无增厚或肿块，若触及肿块，则要确定肿块的大小、硬度，是否活动，有无压痛和是否与周围皮肤粘连等。检查乳头有无异常，有无溢液、溢血等。用手指依次在腋下检查腋窝及腋窝淋巴结，一般情况下，腋窝淋巴结是触摸不到的。若在腋窝摸到了淋巴结，应特别注意其大小、部位、数目、硬度，以及是否活动，有无压痛，是否与皮肤粘连等。

一般情况下，应每月检查1次，自我检查的时间应选择在月经来潮后的第9~11天，此时雌激素对乳腺的影响最小，乳腺处于相对静止状态，因此容易发现病变。超过40岁的女性，每年还要接受医师检查1次。

有些女性朋友们经常会感到，每个月的月经前后几天，乳房总是隐隐作痛，合理的饮食能减轻这种不适的感觉。有乳房胀痛困扰的更年期女性在日常生活中多注意以下这些小细节，可减轻乳房不适。

1. 经常按摩乳房

轻轻按摩乳房，可使过量的体液再回到淋巴系统。按摩时，先将肥皂液涂在乳房上，沿着乳房表面旋转手指，约一个硬币大小的圆；然后用手将乳房压入再弹起。这对缓解乳房不适症有极大的好处。

2. 穿稳固的胸罩

胸罩除了防止乳房下垂外，更重要的作用是防止已受压迫的乳房神经进一步受到压迫，消除不适。那些慢跑运动员穿戴稳固的胸罩就是这个原因。

3. 不吃过咸

高盐的食物易使乳房胀大，月经来前的7~10天尤应避免这类食物。

4. 试用热敷

热敷是一种传统的中医疗法，可用热敷袋、热水瓶或洗热水澡等方式缓解乳房痛。如果采用冷、热敷交替法，消除乳房不适症效果会更好。

健康小贴士

近年来的研究指出，妇女饮食习惯的改变，尤其是脂肪饮食习惯可以改变内分泌环境，加强或延长雌激素对乳腺上皮细胞的刺激，从而增加患乳腺癌的危险性。美国居民每人每日的脂肪摄入量是中国人的2~5倍，其乳腺癌发病率是亚、非、拉美地区的4倍。脂肪摄入量与绝经后妇女乳腺癌的危险性有关，所以更年期女性更应该控制脂肪的摄入。

5. 用蓖麻油敷胸

蓖麻油含有一种能提升淋巴细胞功能的物质，这种淋巴细胞能加速各种感染病症的康复，去除疼痛。方法是：将蓖麻油滴在折成4层的棉布上，让其蘸满蓖麻油，但勿过湿，以免四处滴流。将此布敷于乳房上，盖一层塑胶薄膜，再放上热敷袋。将热敷袋调至你能承受的热度，敷1小时即可。

6. 远离咖啡

咖啡因是否导致乳房不适，目前尚未证实。但据医学调查发现，许多有乳房痛及其他症状的妇女，戒除咖啡后，症状有明显的改善。

❋ 董老师在线答疑录 ❋

网友问题：董老师，乳腺癌晚期在饮食上有什么注意事项？

董老师解答：乳腺癌晚期患者在不同的治疗时期应相应地进食不同的食物，如在乳腺癌手术后，可多吃益气养血、理气散结的食物，如山药粉、糯米、菠菜、丝瓜、海带、鲫鱼、泥鳅、大枣、橘子、山楂、玫瑰花等。在乳腺癌放疗期，宜服甘凉滋润食品，如杏仁霜、白梨、乌梅、莲藕、香蕉、胡萝卜、苏子、橄榄等。在乳腺癌化疗期，常会出现消化道不良反应及骨髓抑制现象，此时可食和胃降逆、益气养血的食品，如鲜姜汁、甘蔗汁、鲜果汁、佛手、番茄、生薏苡仁、粳米、白扁豆、灵芝、黑木耳、向日葵籽等，以缓解不适反应。

更年期减肥，选对方法才健康

俗话说：一白遮百丑，一胖毁所有。这句话不仅对于少女们适用，对于爱美的更年期女性同样适用。由于生理的变化，中年女性非常容易发福，这时候减肥就成了一个不得不关注的问题了。

说起减肥，节食恐怕是女人最常用的方法。长时间坚持节食，确实会让体重减轻，但是一旦恢复正常的饮食习惯，就会立刻反弹。此外，长期节食使气血化生无源，会使人面容憔悴苍白、肤色萎黄少光泽、肌肉松弛，毛发失去光泽、早白，甚至脱落，整个人还会出现神疲体倦、肌体瘦弱如柴以及过早衰老。由此可见，这种伤身、破坏容颜的节食减肥法不是正确、健康的瘦身方法。

其实，只要吃得科学，减肥可以很简单地完成，而且对身体毫无损伤。《本草纲目》中曾有记载：菱角能补脾胃，久服菱角可以轻身，减肥健美；茯苓服之，令人瘦劣；牛蒡能通十二经脉，除五脏恶气，久服轻身耐老，等等。对于以不吃晚饭节食减肥的女性来说，晚上可以喝茯苓粥或菱粉羹，不必再忍受饥饿了。

在这里介绍一下菱粉羹的做法：以水调菱粉备用，另起锅煮枣至烂熟，加入调好的菱粉糊，水开后，煮10分钟即成。当然减肥的女性也可以天天饮牛蒡茶，清肠排毒，瘦身却不伤身。

在中医看来，影响减肥的最大问题是"肝郁""脾虚"。肝郁使胆汁分泌不足，脾虚使胰腺功能减弱，而胆汁与胰腺正是消解人体多余脂肪的两位"干将"。只有将这二位的积极性调动起来，才能迅速解决肥胖的问题。

肝郁的消解方法是：常揉肝经的太冲穴至行间穴（如图5-5-1），大腿赘肉过多的人，最好用拇指从肝经腿根部推到膝窝曲泉穴（如图5-5-2），这通常会是很痛的一条经，但对治肝郁很有效。

脾虚可用食补，多吃些大枣、小米粥、山药之类的食物，不仅可以健脾，还可以补气血。

消肝郁脾虚的方法，对减臀部和大腿上的赘肉是最有效的。至于腰部赘肉太多的人，可以敲带脉。有些女性对于减肥没有耐心，总是急于求成。如果你属于急性子的人，那么建议你采用更简单的方法：想瘦哪儿就敲哪儿。通常哪个地方的赘肉多，说明经过这里的经络出了问题，你敲打这里，会把气血集中到这里，气血集中过来，此处的经络运行畅通，自然就达到打哪儿瘦哪儿的目的了。不过有一点需要说明，在敲打后，敲打部分可能会先胖起来，这是细胞充水的表现，然后才会瘦下去。

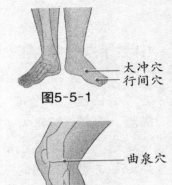

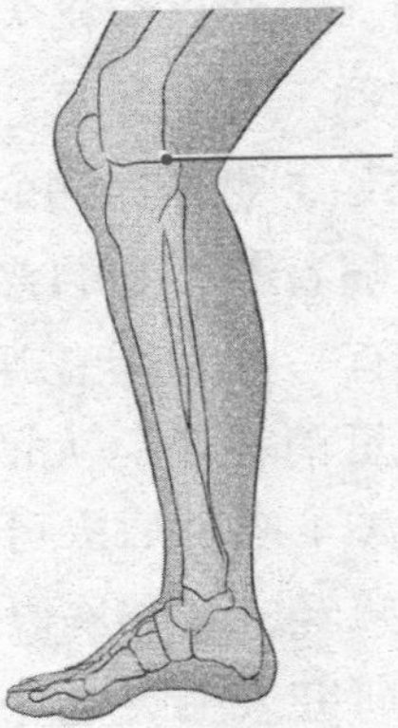

图5-5-1

太冲穴
行间穴

曲泉穴

图5-5-2

健康小贴士

有些女性怕胖不吃早饭，其实早饭吃再多也不会发胖，为什么呢？《黄帝内经》中讲，早晨7～9点是胃经当令之时，经脉气血是从子时一阳初生，到卯时的时候阳气就全升起来了，那么这个时候人体需要补充一些阴的东西了，而食物就属于阴，所以此时吃点早饭就像贵如油的春雨，它可以有效补充人体所需之阴。另外，上午是阳气最足的时候，也是人体阳气气机最旺盛的时候，这个时候吃饭最容易消化。到9点以后就是脾经当令了，脾经能够通过运化把食物变成精血，然后输送到人的五脏去，所以早饭吃得再多也不会发胖。

❈ 董老师在线答疑录 ❈

网友问题：董老师，我最近去检查发现血脂比较高，医生建议我减肥，有什么好方法吗？

董老师解答：可以喝荷叶茶，方法为：首先，必须是浓茶；其次，每次一小包荷叶，闷上5～6分钟再用，而且每包只能泡一次，之后再用就几乎没有减肥效果。荷叶茶饭前空腹饮用效果最好，喝过一段时间之后，对油腻食物的兴趣自然而然就会大为减弱。

中老年女性慢减肥方案

俗话说"千金难买老来瘦"，这是有道理的。老来瘦，并不是为了潇洒、漂亮，而是为了健康。现代医学证实，体重超过正常体重10%以上（超重）者和体重正常者相比，患高血压的概率高6倍，患心脏病的概率高1.5倍，患糖尿病的概率高5倍，患月经异常的概率高3倍。

随着养生学的普及，如今大多数中老年人也相信"老来瘦"的说法，但又有一个问题出现了：减肥速度过快反而欲速则不达。须知，快速减肥的能量消耗是巨大的，而作为中老年人，身体能量本来就不足，这样一下子减下来，后果可想而知。美国曾有一项医学研究，发现50岁后体重大幅度减轻，到65岁以后的死亡率会大幅度增加，根源在于体内胆固醇的改变。研究表明，老年女性血液中胆固醇含量过低时，死亡率会增加4倍，其中癌症和冠心病的发病率升高是重要原因。

那么，作为中老年女性，究竟应该如何减肥呢？这里给大家介绍一套慢减肥的方案。

第一步：让减肥运动的速度慢下来。

中老年人平常做一些运动是好的，但切忌为了减肥而加大运动量，尤其是运动速度不能过快。否则，不仅体重不会迅速降低，还容易受到一些运动伤害。那么，怎样的运动量对于中老年人是比较适合的呢？有专家指出，每周消耗2000千卡热量的体育锻炼，相当于打2～3小时的乒乓球，对老年人来说就足够了。我建议中老年女性选择有氧运动，如快走、慢跑、游泳、骑自行车、练八段锦等，每周锻炼3次，每次锻炼时间半小时左右，年轻一些、身体状况好的老年人可适当延长。

除此之外，老年人有两个动作是切忌的：首先，运动时憋气；其次，长时间蹲马步。有些老人喜欢压腿，拉伸韧带，这是一个很好的柔韧性锻炼，但患有骨质疏松的老人，压腿的时候不能过分用力，不然很容易受伤。

第二步：减肥重点在腹部。

佛蒙特大学曾对178名年龄在20～60岁的妇女做过一项研究，尽管她们都有着健康的体重，但是年龄最大的妇女腹部的脂肪竟然比年龄最小的多了55%。实际上，在我国中老年女性腹部肥胖的现象也非常严重，而要想减掉很困难，在这里我为大家推荐一个小方法。

减腹操：身体躺下，双手置于脑后，两脚抬起离地面30厘米的距离，慢慢提起左边肩胛，同时收缩腹部肌肉，再换位置，提右边肩胛，做同样动作，两边各做10次。

老年人因为关节等不如年轻人灵活，所以做操前的准备工作是不可少的。准备活动很简单，如搓手、摆头，转动脚腕、手腕等。对于年纪较大，身体患有疾病，或是大病初愈的人，动作更要轻柔，不可过猛。

第三步：推荐一些"天然降脂药"。

建议中老年女性，尤其是处于更年期的女性，平时多吃一些菠菜、油菜、芥蓝、黄瓜、茄子、山楂等食物，实际上这些都是"天然降脂药"。除此之外，适当增加糙米、高粱面、小米、豆类等粗粮，既能改善老年人胃肠功能减退的问题，又可增加饱腹感以达到减肥的目的；减少脂肪、胆固醇高的食物，多吃些清爽可口、富含维生素的瓜果蔬菜，瘦肉、鱼类、蛋类也要吃一些，但不能吃得过多；酒、咖啡、可乐这些饮料最好少碰，多喝牛奶、豆浆以及鲜榨的水果汁、蔬菜汁，每天能保证喝500毫升牛奶以及适量的豆浆、果蔬汁。

------------ ❋ **董老师在线答疑录** ❋ ------------

网友问题：董老师，更年期减肥如何制定目标比较合适呢？

董老师解答：更年期减肥，最好不要像年轻人那样为自己制定"月减肥目标"或"季减肥目标"，最好以"年"为单位来制订长远的减肥计划。从科学角度讲，应当以改正不良的饮食习惯、科学锻炼为减肥手段。一般来讲，中老年人1个月甚至2个月体重减轻0.5千克即可。因为这样算下来，一年即可减肥3~6千克。如果您的高血压很严重，那么建议您在专业医生的指导下进行科学减肥。

消脂减肥，不妨试一试刮痧

随着生活条件日益改善，生活节奏加快，肥胖已成为困扰人们的一大问题。现代社会不再以丰腴为美丽的标杆，无论是从外表美观，还是从身体健康的角度来说，肥胖都是一种不受人欢迎的体形。减肥，成为今天的热门话题。

其实，中医自古便有关于肥胖症的记载。《灵枢·卫气失常》已经把肥胖者分为膏型、脂型、肉型。而宋代杨仁斋则指出："肥人气虚生寒，寒生湿，湿生痰……故肥人多寒湿。"元代朱丹溪首次提出"肥白人多痰湿"的观点。清代《石室秘录》中有"肥人多痰，乃气虚也，虚则气不运行，故痰生之"的记载，强调肥胖者痰湿的形成与气虚的关系。由以上的这些观点可以看出，肥胖的形成同气虚血瘀引发的痰湿有着很深的联系，所以在治疗的时候，也一定要注意对症，找到正确、有效的方法。

作为中医的一种传统疗法，刮痧可以通过良性刺激来使经络穴位处充血，改善局部微循环，起到祛除邪气、舒通经络、疏肝理气、祛风散寒、清热除湿、活血化瘀、消肿止痛的作用，能够增强人体的抗病能力和免疫功能。今天，刮痧的这些作用已经广为人知，但很多人都不知道刮痧其实还能减肥。

刮痧常用的手法有十几种，其中用得较多的一种手法为：手拿消毒后的刮板，治疗时刮板厚的一面对手掌，保健时以刮板薄的一面对手掌。刮拭方向从颈到背、腹，上肢再到下肢，从上向下刮拭，胸部从内向外刮拭。刮板与刮拭方向一般保持在45°～90°。

如同刮痧法一样，刮痧的用具也十分简单、方便，只要是边缘比较圆滑的东西，如梳子、搪瓷杯盖子等，都可以用来刮痧。当然，如果长期使用或是作为治疗使用，还是用正规一些的刮痧板比较好。

另外，刮痧之前，为了防止划破皮肤，还要在皮肤表面涂一层润滑剂，香油、色拉油都是不错的选择。当然，有条件的话，最好选用专门的刮痧活血剂。

除了刮痧手法和用具以外，减肥刮痧还有其特有的操作方法：

1. 刮拭顺序

依次为背部、胸腹部、上肢、下肢。

2. 主要经穴

肺俞穴、脾俞穴、肾俞穴（膀胱经）；膻中穴、中脘穴、关元穴（任脉）；孔最穴至列缺穴（肺经）；曲池穴（大肠经）；丰隆穴（胃经）；三阴交穴（脾经），（如图5-5-3、图5-5-4、图5-5-5）。

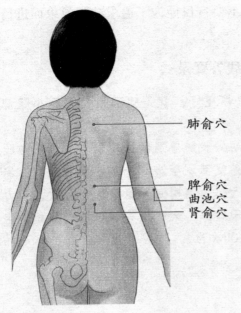

肺俞穴

脾俞穴
曲池穴
肾俞穴

图5-5-3

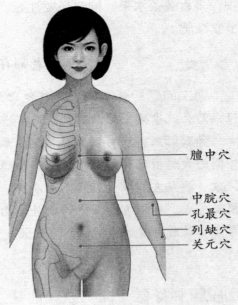

膻中穴

中脘穴
孔最穴
列缺穴
关元穴

图5-5-4

3. 注意事项

在通过刮痧减肥的过程中，要注意保持适中的力度，每天刮1～2次。如果刮力大，刮拭时间长，就一定要注意在刮之前涂刮痧油来保护皮肤。可以对肥胖的局部进行经常性刮拭，来促使其被动运动，新陈代谢增强，有利于消除局部的水分和脂肪。

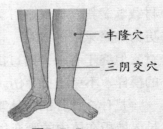

丰隆穴

三阴交穴

图5-5-5

另外，在出痧后的1～2天，皮肤可能会出现轻度的疼痛、发痒，这些反应均属于正常现象，很快就会消失。前一次刮痧部位的痧斑未退之前，不宜在原处再次进行。再一次刮痧的时间需间隔3～6天，以皮肤上的痧退为标准。在刮痧减肥的同时要加强体育锻炼，注意合理饮食，少食高脂、高糖、高热量的食

健康小贴士

医学专家研究表明，清瘦其实并不如人们想象中那么好，瘦人尽管外表看起来很苗条，体内却有可能是个"胖子"。他们的心、肝和胰等重要器官内的油脂，有可能比肉眼看到的皮下脂肪要多很多。因此，女性在瘦身时不应该只注重减掉腿部脂肪、腹部脂肪，更应该注重减掉内脏脂肪。

物，多食蔬菜水果。同时还要注意，不要盲目地为了追求减肥效果而进行节食减肥。

---------------------- ❋ 董老师在线答疑录 ❋ ----------------------

网友问题：董老师，我其他部位都还好，就是腿很粗，大腿小腿都粗，怎么减也减不掉，怎么办呢？

董老师解答：可以试试鞋刷按摩法。找把普通的鞋刷刷下肢，从左腿外侧的大腿根部开始，沿大腿、小腿外侧面刷至脚背，适当用一点力，刷15次，再从左脚掌开始，沿着小腿、大腿内侧刷回大腿根，刷15次，用力稍轻一点。右腿方法同上。此外，由于臀部、大腿根等部位的脂肪相对丰厚，可以酌情增加次数，用力刷50～100次为宜。

摆脱臃肿身材，拥有窈窕曲线

有不少女明星已经到了更年期，但在舞台上，她们仍以傲人的火辣身材载歌载舞；舞台下，无数粉丝呐喊助威，不仅为偶像令人陶醉的歌喉，更为那魔鬼般的身材。也许你以前也和那些明星一样，有着让人羡慕的身材，但终于有一天路过街边橱窗，不经意地一瞥，却看到了自己臃肿无形的模样，不免暗自神伤。

是什么让你的身体臃肿？脂肪当然是罪魁祸首。但是除了脂肪之外，长久堆积在体内的废弃物和毒素也是帮凶之一。

《本草纲目》记载，黄瓜味甘性平，具有清热解毒、生津止渴的功效；木耳味甘性平，有排毒解毒、清胃涤肠、和血止血等功效；蜂蜜味甘性平，是滋补强身、排毒养颜的佳品；胡萝卜味甘性凉，有养血排毒、健脾和胃的功效；苦瓜味甘性平，有除邪热、解劳乏、清心明目、排毒养颜的功效；绿豆味甘性凉，有清热、解毒、去火的功效，而且绿豆也是我国中医常用来解多种食物或药物中毒的一味中药；荞麦降气宽肠、磨积滞，也称为"净肠草"。所以，女性朋友们再也不用靠泻药来排毒了，《本草纲目》里说的这些食物就是最好的排毒品。

此外，下面这些"运动"也可以排毒，要想全面排除毒素，我们不可不知以下几种方法。

1. 强力按摩法

用手掌以画圈的方式按摩身体，自下而上地对全身按摩。若想增强按摩的效果，在按摩结束后，准备一盆热水，加入一汤匙苹果酸。用一条干毛巾浸透配好的热水，拧掉水分后擦拭肌肤。

2. 排毒手指操

将两手放在身前，分别用大拇指各紧压在同一手上的无名指第三节的内关节上，保持此姿势5分钟（如图5-5-6）。然后用两手的大拇指、中指和无名指分别相互对压住，而小指和示指则保持伸直状态（如图5-5-7）。保持此姿势3分钟。每天在不同时间进行锻炼，共5次。

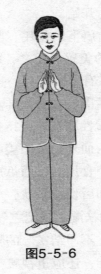　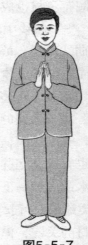

图5-5-6　　　　　　　　图5-5-7

3. 呼吸排毒法

直立，两眼闭合，手心放在腹部上，用嘴缓慢地吸气，然后用鼻做腹式深呼气，重复做5次。

❊ 董老师在线答疑录 ❊

网友问题：董老师，要想拥有苗条身材，在饮食上该怎么吃？

董老师解答：要养成合理的饮食习惯，包括：（1）吃东西细嚼慢咽。这样能分泌较多唾液，中和各种毒性物质，引起良性连锁反应，排出更多毒素。（2）多饮水。多饮水可以促进新陈代谢，缩短粪便在肠道停留的时间，减少对毒素的吸收，溶解水溶性的毒素。（3）多吃碱性食物。人体内的毒素多是酸毒，多吃富含碱性的食物是一个简单而又疗效显著的排酸美体法。（4）每周吃两天素食。过多的油腻或刺激性食物，会在新陈代谢中产生大量毒素，造成肠胃的巨大负担。每周吃两天素食可以减轻肠胃负担，促进其功能发挥。

这个方法让你获得柳腰身

曾几何时，你也许和"万人迷"陈好一样有着结实纤细的小蛮腰，但有一天你突然发现，身上各个部位的脂肪仿佛商量好了似的，一下子都聚集在腰部，"救生圈"身材也成了噩梦的开始。

腰，在女性的"S"曲线中起着承上启下的作用，腰身若恰到好处，在视觉上就能给人曲线玲珑、峰峦起伏的美感。反之，就会显得粗笨。所以，每个女人都要注意塑形美体，让自己有个柳腰身。

《本草纲目》中记载了很多水果、蔬菜，如香蕉味甘、性寒，具有润肺养阴、清热生津、润肠通便的功能。女性朋友若坚持每天吃一两根，有助于排出体内毒素，收缩腰腹，焕发由内而外的健康美丽。另外，黄瓜、西瓜皮、冬瓜皮等也有抑制肥胖的功效，食用时将西瓜皮、冬瓜皮分别刮去外皮，然后在开水锅内焯一下，待冷却后切成条状，放入少许盐、味精即可。经常食用这类蔬果，可起到清热、祛湿、减肥之效。

腰部是窈窕身材的关键，但只"细"不"结实"的腰身也不符合美的标准。因此，爱美的女性除了注意饮食外，还应重视腰部锻炼，以增强腰肌张力和柔韧性。下面提供瘦腰方法一例：摩腹。

你也许会很奇怪，摩腹怎么会瘦腰呢？实际上，摩腹就是对肚脐的一种按摩，肚脐附近的"丹田"是人体的发动机，是一身元气之本。摩腹可以刺激肝肾的经气，而人体两肾就在腰的两侧，肝经之气足，腰部的赘肉便会相应减少。摩腹要在每天进食完30分钟后开始，按顺时针进行，注意力量一定要轻柔，稍微带动皮肤就可以了，速度不要太快，每分钟30圈就可以了。

我再给大家推荐一套敲带脉减肥法：躺在床上，用手轻捶自己的左右腰部100次以上。人体的经脉都是上下纵向而行，只有带脉横向环绕一圈，就像一条带子缠在腰间。经常敲打带脉不仅可以减掉腰部赘肉，还可以治愈很多妇科疾病。

拥有美丽腰际线，才能更好地彰显你的窈窕身段，所以努力按照上述的方法每天坚持锻炼吧，只要持之以恒，你一定会拥有令人艳羡的杨柳小蛮腰。

------------------------- ❋ 董老师在线答疑录 ❋ -------------------------

网友问题： 董老师，我的小腹怎么也瘦不下来，您有什么好方法吗？

董老师解答： 每天用拍打法按摩小腹，假以时日，定能见效。具体方法如下：手指自然放松张开，以臂力带动腕部、手掌，轻轻拍打小腹最肥胖的部位。然后手握空拳，即大拇指先往手心内收，其余四指握拳，用空拳轻轻捶击小腹最肥胖的部位。每天2次，每次36下。注意用力不要过重，第一次可以少拍打几次，用力尽量柔和，以后再适当增加次数和强度。

修"腹"之路，一点也不复杂

在这个讲究骨感美的时代，每个女人都想做赵飞燕，希望自己能够瘦一点、再瘦一点，为了实现越来越苗条的理想，很多女人尝试了各种方法，节食、运动、药物，甚至各种我们意想不到的方法，可谓"无所不用其极"，但是效果往往不尽如人意，伴随而来的各种不良反应也足以令人苦恼。可是，减肥真的有那么难吗？其实，减肥的关键在于腹部。

腹部处在身体的最中央，也是特别引人注目的部位。女人上了点年纪，就很容易"大腹便便"，即使有漂亮的脸蛋，也不会让人有"惊艳"的感觉。所以，这里给大家推荐一套"修腹"的方法。

首先在饮食上要注意，多吃杏仁、鸡蛋以及豆制品。

关于杏仁，《本草纲目》里是这样描述的："可服杏仁，令汝聪明，老而健壮，心力不倦。"现代科学证明，杏仁中所含的矿物质镁是身体产生能量、塑造肌肉组织和维持血糖的必需品。稳定的血糖能有效防止过度饥饿引起的暴食及肥胖。不过，杏仁最神奇的功能是它可以阻止身体对热量的吸收。研究发现，杏仁细胞壁的成分可以降低人体对脂肪的吸收，因此，在胃要消化杏仁之前，它已经把你变"瘦"了。所以，女性朋友要想让腹部平坦，可以每天吃十几粒杏仁。

另外，鸡蛋、豆制品也是"平腹"的佳品。鸡蛋所含的蛋白质和脂肪会让人有过饱的假象，所以经常吃鸡蛋的女性，在一整天里会较少感到饥饿。大豆富含抗氧化物、纤维及蛋白质。大豆吃法多样，可以作为零食或者用来做菜、煲汤。豆制品的种类很多，如豆腐和豆浆，都是健康美味又减肥的食品。

其次，经常做腹部锻炼。下面这4个动作可以经常做。

收腹运动：躺在垫子（或床）上伸直双脚，然后提升、放回，不要接触地面（如图5-5-8）。每天保持3～4次，每次做15下。

仰卧起坐：膝盖屈成60°，用枕头垫脚。右手搭左膝，同时抬起身，使肩膀离地，做10次后，换手再做10次（如图5-5-9）。

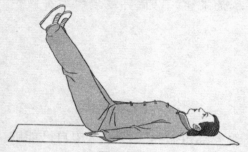

图5-5-8

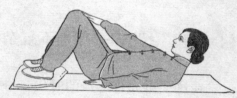

图5-5-9

呼吸运动：放松全身，用鼻子吸进大量空气，再用嘴慢慢吐气，吐出约七成后，屏住呼吸。缩起小腹，将剩余的气提升到胸口上方，再鼓起腹部，将气降到腹部。接着将气提到胸口，再降到腹部，再慢慢用嘴吐气，重复做5次，共做2组。

转身运动：左脚站立不动，提起右脚，双手握着用力扭转身体，直到左手肘碰到右膝（如图5-5-10）。左右交替进行20次。

每天朝九晚五坐在办公桌前的白领，多有腹部赘肉的困扰，如果平日里按照上述方法去做，相信这样的烦恼不久就会烟消云散。

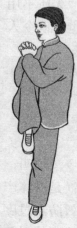

图5-5-10

健康小贴士

中医认为，人体的腹部为"五脏六腑之宫城，阴阳气血之发源"。腹部为阴，所有阴经都要经过腹部，如胆经、肾经、脾经等。既然腹部为阴，所以一定不要让腹部着凉，尤其是夏天，即使再热，睡觉的时候也要把腹部保护好，盖上薄被。

✽ 董老师在线答疑录 ✽

网友问题：董老师，我胃口很好，一顿不吃就饿得慌，但又实在太胖了，怎么减肥呢？

董老师解答：想要减肥不光要少吃，还要会吃，我曾经做过一道好菜，叫作什锦蔬菜鸡肉汤，不但好吃还能减肥。这道菜的具体做法是：准备芹菜100克，青葱2根，洋葱、青椒、番茄各1个，鸡胸骨、大白菜各200克，盐、味精各适量。首先将鸡胸骨放入沸水中焯烫，去掉血水，然后捞出用凉水洗干净备用，将青葱、芹菜切成小段，将洋葱、青椒、番茄、大白菜切成小块。接着将鸡胸骨放入锅中，加入适量水，用大火煮沸，转成小火，继续煮上30分钟左右，将其余的食材放入锅中，用小火再煮上1小时左右，最后加入适量盐、鸡精，拌匀，起锅即可食用。

臀部的多米诺骨牌效应

不知道你有没有玩过多米诺骨牌，一种用木制、骨制或塑料制成的长方形骨牌，玩时轻轻碰倒第一枚骨牌，其余的骨牌就会产生连锁反应，依次倒下。其实臀部就是多米诺骨牌里的第一枚，圆翘的臀部，会让身材曲线完美，而如果臀部扁平松垮，身材就会像其他的骨牌一样被拖垮。

我为了保持臀部的挺翘，每天都坚持"闭关修炼"。我的臀部保养法很简单：站立时稍微分开双腿，两脚成内八字形，用力夹起臀部，坚持一段时间后再放松，然后再夹紧。

很多女性朋友都被臀部扁平无形、松弛没有弹性以及严重下垂的问题困扰，有什么解决方法吗？其实，只要不是天生的臀部不完美，那肯定事出有因，美臀要对症下药。

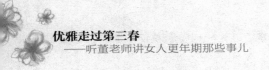

1. 饮食不当造成的臀部问题

造成臀部下垂的最重要诱因，从很大程度上来说还是我们日常生活中不合理的饮食习惯。若摄取了过多的动物性脂肪，很容易在下半身囤积，进一步造成臀部下垂。相反，多吃一些植物性脂肪或含有植物性蛋白质的食物，可以改善臀部下垂的现象。例如豆腐，就是防止臀部下垂的最佳食品。鱼肉可以紧致肌肤，可以常吃以提臀。另外，《本草纲目·果部》还推荐了一款食物——橄榄，可生津液、止烦渴、治咽喉痛，咀嚼咽汁能解毒，用橄榄油涂抹肌肤并按摩可以活肤祛皱，所以女性朋友们可以取橄榄汁少许，涂在臀部并按摩5分钟，再用水冲掉，不久你就会发现臀部肌肤变得既紧致又光滑。

2. 长时间站立造成的臀部问题

站得太久会让血液不易自远端回流，造成臀部供氧不足，新陈代谢不好，长久下去还可能会引起小腿的静脉曲张。挺胸、提肛、举腿是良好的站姿。脊背挺直，收腹提气，此时再做一下肛门收缩的动作，可收缩臀部。需要长时间站立的女性，不时动一下，做做抬腿后举的动作，对塑造S曲线大有好处。

3. 久坐造成的臀部问题

上班族女性，因久坐办公室不常运动，脂肪渐渐累积在下半身，容易造成臀部下垂。这类女性可以试试提臀法：站立休息或者等公交车时，脚尖着地，脚后跟慢慢抬起，同时用力夹紧臀部，吸气，然后慢慢放下，呼气，坚持做就会见到成效。

4. 斜坐造成的臀部问题

很多人坐着的时候怎么舒服怎么坐，其实，最好不要斜坐在椅子上，因为斜坐时压力集中在脊椎尾端，造成血液循环不畅，使臀部肌肉的氧气供给不足，对大脑不利。也不能只坐椅子前端1/3处，因为这样坐全身重量都压在臀部这一小方块处，长时间下来会感觉很疲惫。坐时应脊背挺直，坐满椅子的2/3，将力量分摊在臀部及大腿处，如果坐累了，想靠在椅背上，可以选择能完全支撑背部力量的椅背。尽量合并双腿，长久分开腿的姿势会影响骨盆形状。坐时经常踮起脚尖，对塑造臀部线条很有好处。尽量不要长时间双腿交叉坐，否则会造成腿及臀部的血液循环不畅。

------------------------ ❋**董老师在线答疑录**❋------------------------

网友问题：董老师，我臀部的橘皮纹很深，非常难看，应该怎么办呢？

董老师解答：我教给你一套按摩手法，你可以试一试：第一步，将手掌贴在臀部，将臀部往上提，做按摩动作。第二步，两只手放在臀部下方，然后往两旁提。第三步，双手抓住整个单边的臀部，往外抓。第四步，利用揉捏方式，促进臀部血液循环。

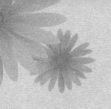

附 录

女性更年期自测表

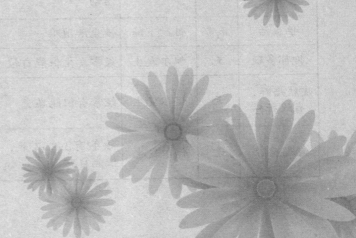

由于每个人的身体素质不同，受遗传基因的影响不同，更年期的来临时间也因人而异，对照下面的《女性更年期自测表》，你就会知道自己离更年期究竟有多远。

女性更年期自测表

症状	0分	1分	2分	3分
眩晕	无	偶尔发生	经常发生但不影响生活	因眩晕而影响生活
易激动	无	偶尔发生	经常发生，但自己察觉不到	明知易激动但不能自控
头痛	无	偶尔发生	经常发生但能忍受	头痛时必须服药控制
心悸	无	偶尔发生	经常发生但对生活影响不大	心悸达到必须治疗的程度
疲乏	无	偶尔发生	上楼感到困难	因疲乏而影响日常生活
感觉障碍	无	有，与天气有关	常有冷、热、痛和麻木感	冷、热、痛感消失
潮热出汗	无	每日发生3次	每日发生4~9次	每日发生10次以上
骨关节疼痛	无	偶尔发生	经常疼痛但不影响活动	因疼痛而形成功能障碍
性生活	正常	性欲下降	性生活困难	性欲丧失
抑郁多疑	无	偶尔发生	经常发生但能自控	因抑郁而丧失生活信念
皮肤瘙痒，有蚁行感	无	偶尔发生	经常有但能忍受	不能忍受，必须治疗
尿路感染	无	偶尔发生	每年有3次以下，但能自愈	每年感染3次以上，必须接受治疗才可痊愈

将以上每一项症状程度所对应的分数相加，得出总分，如果你的总分不到7分，可能是其他原因引起身体不适。如果总分是7分或者在7分以上，说明你已经到了更年期。如果你的得分在9分以上，你可能患上了更年期综合征，应尽快到医院做一个全面的医疗检查，以确保身体各项功能的正常。